GUÉRISON

DE RODOLPHE GRIVEL,

SOURD-MUET DE NAISSANCE.

NOTIONS

SUR

LE SENS DE L'OUÏE

EN GÉNÉRAL,

ET EN PARTICULIER SUR

LA GUÉRISON

DE RODOLPHE GRIVEL,

SOURD-MUET DE NAISSANCE,

EN UNE SÉRIE DE LETTRES ÉCRITES

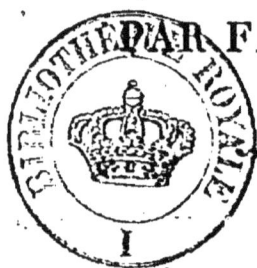

PAR FABRE D'OLIVET.

PARIS,

Chez C. BRETIN, Libraire, rue des Filles-
Saint-Thomas, n.º 13.

1811.

DE L'IMPRIMERIE DE J. H. STONE.

NOTICE PRÉLIMINAIRE.

———

UNE lettre écrite par un étudiant en théo-
logie, nommé Lombard, à MM. les rédacteurs
de la Gazette de France, et publiée dans cette
feuille le 3 mars 1811, annonça le bonheur
que j'avais eu de procurer l'usage de l'ouïe
et de la parole au jeune Rodolphe Grivel,
sourd-muet de naissance, alors élève de l'institution des sourds-muets, sous la direction
de M. Sicard.

Dans un siècle moins éclairé et sous un
gouvernement moins protecteur des sciences,
une pareille publication m'aurait alarmé sans
doute; mais si je l'avais redoutée, je ne m'y
serais pas exposé; j'aurais su, comme quelques
anciens m'en avaient donné le précepte et
l'exemple, étudier la Nature en silence et
garder soigneusement ses secrets. Le mot de
Fontenelle me serait revenu en mémoire; et,
au lieu de fermer seulement la main, ainsi
qu'il le conseille, je l'aurais encore enve-
loppée de mon manteau. Mais s'il est des

temps de ténèbres, il en est aussi que la
lumière favorise de ses rayons. On n'est plus
magicien, hérétique, ni sorcier dans un Empire où, le Monarque semant sa carrière de
prodiges et ne relevant que de Dieu seul, le
peuple n'est plus livré à des superstitions
étrangères. Là où s'éteignent les flambeaux
du Fanatisme, s'allument toujours ceux de la
Vérité. On peut essayer, pour faire le bien, les
forces de la Nature, et sortir du sentier vulgaire, sans craindre des traits émoussés que
l'ignorance elle-même désavoue. La calomnie
peut, il est vrai, poursuivre encore celui qui
ose reculer les bornes de l'esprit humain;
car les hommes en général, et surtout ceux
qui se croient savans, souffrent difficilement
qu'on leur dise qu'ils ne sont pas au faîte de
la science. La frivolité oisive et la paresse
envieuse peuvent aussi lancer quelques sarcasmes, et feindre de rire aux grimaces du
ridicule : mais quel est l'homme si faible de
courage , qui, s'étant dévoué au service de
l'humanité, reculerait devant de tels ennemis?
S'il méprise la fortune, s'il sait apprécier la
gloire, si sa vie ne lui paraît que ce qu'elle est
réellement, un dépôt passager dont le bon usage
constitue le prix, n'est-il pas à l'abri de leurs
atteintes? Fort de sa conscience et fier de l'avenir,

ne sait-il pas que le triomphe de la vérité, pour
être retardé, n'en est pas moins irrésistible?

Poussé par des motifs désintéressés et voulant offrir au monde savant un phénomène rare,
que je croyais propre à résoudre un des pro-
blèmes les plus difficiles de la philosophie, celui
de l'origine de la parole et de la formation des
idées, j'ai mis à profit quelques connaissances
puisées dans les traditions de l'Orient; et, tentant
une expérience hardie que la Providence a
daigné seconder, j'ai ouvert l'oreille d'un jeune
sourd-né, et je l'ai mis à même de converser
avec ses semblables, en jouissant comme eux
des avantages de la parole. Cette expérience a
été attaquée comme elle devait l'être nécessairement. On a tâché d'en corrompre les motifs;
on a voulu faire douter de son succès, on a
répandu les bruits les plus disparates et les plus
injurieux. Si je n'avais recherché qu'une gloire
frivole, ou moins encore qu'un bas intérêt,
j'aurais habilement profité de cette agitation
pour faire un bruit utile, et attirer à moi une
foule de malades toujours crédules, et toujours
prompts à se livrer au premier présomptueux
qui s'offre à les guérir : mais il est, quoi qu'on
en dise, des sentimens plus nobles dont on
peut être animé.

Lorsque je me suis déterminé à livrer à l'impression les lettres amicales qui vont suivre, ç'a été moins pour répondre à quelques diatribes éphémères que pour rendre compte au Public des motifs de ma conduite, lui mettre sous les yeux les résultats de mon expérience, et faire que les vrais philosophes et les hommes pensans puissent en retirer les fruits que je me suis promis. Je me flatte que si leur attention n'est point trop distraite, et qu'ils veuillent bien m'accorder une confiance exempte de préventions, ils pourront, outre les données préalablement nécessaires à la solution du problème métaphysique dont j'ai parlé, y trouver encore des notions assez étendues sur la constitution physique du sens de l'ouïe, pour concevoir comme moi les causes qui s'opposent à son développement, et peut-être pour en découvrir le remède.

Mais comme l'utilité d'une expérience dépend beaucoup de son authenticité, je vais rapporter les faits qui peuvent l'établir, en faisant connaître le jeune homme qui en a été l'objet : je répondrai ensuite en peu de mots aux principales objections qu'on a élevées.

Rodolphe Grivel est né à Aubonne en Suisse, le 15 mai 1796, d'un père et d'une mère bien constitués, mais qui eurent bientôt la douleur de s'apercevoir que leur fils était menacé d'une surdité absolue. Les soins infructueux que les deux médecins d'Aubonne, MM. Gay et Prelaz, lui donnèrent dès les premiers mois après sa naissance, les confirmèrent dans leurs craintes, et les laissèrent sans espoir lorsqu'ils virent cet enfant, parvenu à l'age de deux ou trois ans, ne donner aucun signe d'audition, et ne proférer aucun des mots appropriés à son âge. Ils ne perdirent cependant pas courage; et, ne négligeant rien de ce qu'une fortune aisée pouvoit leur permettre, ils consultèrent tour à tour les médecins les plus célèbres de Lauzanne et de Genève. MM. Jurine, Maunoir et Butini virent successivement le jeune Grivel, et le traitèrent pendant long-temps. On essaya, sur lui et sur l'organe dont il était privé, tout ce que l'art possède de ressources. Il fut électrisé et galvanisé, il porta des sétons et des cautères, on lui appliqua des vésicatoires : il usa intérieurement et extérieurement de tous les remèdes possibles : rien n'opéra. Il resta complétement sourd, et ne put jamais se faire entendre que par des signes que la nature et le besoin lui indiquèrent. Les seuls mots qu'il prononçât à l'âge de neuf ans, étaient ceux communs à tous les muets, et qui résultent du concours des consonnes labiales, *mama, papa, bobo, etc.*

A cette époque, ses parens ayant renoncé à

l'espérance de le voir jamais jouir du sens de
l'ouïe, résolurent de lui procurer du moins
tous les avantages attachés à une bonne éducation, et prirent le parti de le placer, à leurs frais,
à Paris, à l'institution des sourds-muets, sous la
direction de M. Sicard. Pendant six ans qu'il a
resté dans cette institution, et qu'il y a reçu
les leçons que l'on donne aux enfans privés
comme lui de l'ouïe et de la parole, il a paru
souvent et avec agrément aux séances publiques,
où M. Sicard le donnait, avec raison, pour un
de ses élèves le plus distingué par son intelligence. On sait assez comment il était parvenu
à lui faire prononcer quelques syllabes par des
moyens mécaniques, tantôt en lui pinçant le
bras, tantôt en lui serrant le gosier avec le pouce.

Il paraît que, dans le premier temps de son
séjour à l'institution des sourds-muets, ayant
été atteint d'une maladie qui nécessita les soins
de M. Itard ; ce médecin, jugeant favorablement
de ses facultés intellectuelles, écrivit à sa mère
pour lui offrir d'essayer encore de le traiter de
la surdité, et, dans le cas où sa guérison serait
impossible, de lui démontrer visiblement le mécanisme de la parole, en la lui faisant articuler
par imitation ; ne doutant pas, disait-il, que,
par l'exercice, sa mémoire ne parvînt à retenir
ce mécanisme, quoiqu'elle ne pût s'en représenter

le résultat. Mais comme M. Itard demandait une augmentation de pension, et l'achat de certains instrumens acoustiques dispendieux, et que Mme Grivel, restée veuve de son époux, venait d'être frappée d'un revers de fortune, elle se trouva non seulement hors d'état de profiter des offres de M. Itard, mais encore obligée de retirer bientôt son fils de l'institution, ne pouvant plus continuer à payer sa pension pure et simple.

Elle prévint l'Administration de ce événe-ment fâcheux, et la fit prier de lui renvoyer son fils; mais heureusement pour le jeune Grivel, sa bonne conduite et son application lui avaient fait des protecteurs de tous ses maîtres. Sur le rapport qui fut présenté en faveur de cet enfant, l'Administration se ré-solut à le garder, en l'admettant, quoique Suisse de nation, et conséquemment réputé étranger, à jouir des bienfaits de S. M. l'Empereur et Roi, en qualité d'élève de l'institution des sourds-muets, aux frais du gouvernement français, à compter du mois de septembre 1807.

Cependant sa mère, dont toute la tendresse s'était réunie sur lui, après la perte de son époux, la mort de ses autres enfans, et le désastre de sa fortune, accepta une place de sous-maîtresse dans le pensionnat de Mme Servier, institutrice

de jeunes demoiselles à Paris, afin de se rap-
procher ainsi de ce seul enfant qui faisait toute
sa consolation. Ce fut là, dans ce pensionnat où
mon épouse se trouve associée, que j'eus occasion de voir plusieurs fois le jeune Rodolphe
en visite auprès de sa mère; et que, touché de
l'affection qu'il lui témoignait, et sentant que
ses dispositions naturelles pourraient en faire
un homme recommandable, si elles n'étaient
plus obscurcies par son infirmité, je résolus
d'essayer, pour le faire jouir du sens de l'ouïe,
et le mettre ainsi à portée de nous éclairer sur
plusieurs points importans de métaphysique,
un moyen difficile, inconnu des savans et
des médecins modernes, mais fort connu des
anciens. Mes méditations sur les traditions
chinoises, parsiques, brahmiques, égyptiennes,
la longue et récente étude que je venais de
faire des écrits de Moyse, et principalement de
la Cosmogonie de cet écrivain hyérographe,
tout me prouvait que ce moyen, enseigné et
pratiqué dans les sanctuaires antiques, n'était
pas illusoire, et qu'il devait réussir si la Providence en daignait approuver l'emploi. Je le
proposai à M.ᵐᵉ Grivel qui consentit à le tenter,
Sous prétexte des visites du nouvel an, elle
retira son fils pour quelques jours de l'institution des sourds-muets, et le plaça chez moi,

Le 7 de janvier, la première épreuve de mon remède fut faite en sa présence, et la Providence invoquée seconda mes soins. L'obstacle qui, depuis la naissance de cet enfant, le privait du sens de l'ouïe, céda, ainsi qu'on le verra plus loin dans les lettres que je publie.

Tel est le simple et véridique exposé des faits; je prie le lecteur d'y donner un moment d'attention, car c'est du sein de ces faits mêmes que je vais tirer toutes mes réponses aux objections qu'on a élevées.

On a dit, dès le premier instant où la nouvelle s'est répandue, qu'un sourd-muet de naissance venait d'être guéri par mes soins; que cette guérison n'était pas vraie, parce qu'elle était impossible, et qu'il fallait nécessairement que les marques d'audition que donnait le sourd-né fussent le résultat d'un adroit charlatanisme.

Je remarque d'abord qu'il n'y a dans la Nature rien d'impossible que ce qui implique contradiction. Or, que voit-on de contradictoire dans la cure que j'ai faite? J'ai développé dans l'organe auditif la faculté auditive, et rien de plus. Il est vrai que des docteurs très-habiles ne savent pas comment, mais ce n'est pas ma faute; pourquoi renferment-ils tout le possible dans la sphère de leurs connaissances? la Nature doit-elle être esclave de leurs conventions? Qu'ils osent l'interroger dans son sanctuaire! ils verront alors que les bornes de son empire ne sont pas précisément placées où ils le pensent. Quant au charlatanisme dont ils me gratifient sans me connaître, je leur conseille d'en venir promptement étudier les ressorts; car s'ils en attendent trop long-temps les effets, Rodolphe lui-même pourra bien les leur aller démontrer, en répondant de vive voix à leurs doctes questions.

Mais si, même dans son principe, la cure est attestée par des hommes forts de sagesse et de probité; si d'ailleurs le temps en assure l'évidence, restera-t-il un refuge à l'incrédulité? Oui sans doute, elle dira que le sourd-né qui entend et qui parle a toujours entendu et parlé.

Quelle misérable objection! Ne voit-on pas que, pour qu'elle eût quelque force, il faudrait que la surdité fût déclarée accidentelle, survenue à un âge où l'enfant eût été capable de la feindre, ou du moins que celui qu'on supposerait guéri fût un enfant obscur, dont l'origine présentât des doutes. Mais il semble qu'ici la Providence ait voulu d'avance accumuler les témoignages. Tout Paris connaît Rodolphe Grivel; il le connaît pour sourd-muet. Cent fois on l'a vu paraître aux séances publiques de M. Sicard, auprès duquel il a

passé six ans, dont plus de trois aux frais du
gouvernement. Le médecin des sourds-muets,
M. Itard, l'a traité dans ses maladies; il a offert
à sa mère d'essayer de le guérir de la surdité;
et, dans le cas où il ne réussirait pas au bout
d'un an, de lui démontrer le mécanisme de la
parole, et de la lui faire articuler par imitation
et sans l'entendre. A l'âge de neuf ans, où cet enfant était entré à l'institution, il sortait des mains
des plus habiles médecins de Genève. Plus
jeune, il avait été vu par ceux de Lausanne;
plus jeune encore, par ceux d'Aubonne, le lieu
de sa naissance; et, à moins de supposer que,
dès le sein de sa mère, il avait conçu le bizarre
dessein de tromper tous les hommes rassemblés
pour l'observer, on ne peut pas trouver l'instant
où commencerait un artifice inouï, beaucoup
plus étrange assurément que la guérison qu'il
rendrait illusoire.

Cela paraît sans réplique.—Point du tout,
continue le scepticisme, car la Nature seule
peut l'avoir guéri.

Oui, dans l'espace de deux ou trois mille
ans, on a deux ou trois exemples d'un pareil
phénomène. Alors, au lieu d'un remède, je
dois avoir employé quelque art divinatoire,
pour savoir à point nommé, qu'entre une
multitude de sourds que renferme l'Empire

français, il y en avait un qui, muet de naissance, le 1.er janvier 1811, entendrait et parlerait le 12; car, dès le mois de décembre 1810, j'ai annoncé l'épreuve que j'allais faire, non seulement à la mère de l'enfant, mais encore à M. et M.me Servier, chez qui elle demeure, et à quelques autres personnes qu'il n'est pas temps de nommer.

— Fort bien. Mais alors pourquoi ne pas rendre votre cure plus authentique?

Qu'entendez-vous par plus authentique? il me semble qu'elle l'est assez comme cela.

— Non pas. Il fallait appeler à votre expérience l'École de médecine, ou du moins une Commission de l'Institut de France, afin d'avoir un rapport en forme, rédigé par des personnes de l'art.

De quel art? De l'art de guérir les sourds-muets de naissance? Je ne connais pas de telles personnes; et d'ailleurs mon dessein n'était pas d'obtenir un brevet d'invention. Ce que j'ai fait, je l'ai fait sans intérêt personnel, pour le bien de la science seule, et poussé par des motifs philosophiques. Je n'ai point voulu faire un négoce de mon talent, ni surtout m'enrichir en guérissant des sourds. Mon but a été d'éveiller l'attention des savans et des médecins sur cet objet, pour qu'ils en con-

çussent la possibilité, et doutassent moins des
ressources de la Nature. L'authenticité est assez
bien établie pour ceux qui voudront la voir;
l'opinion des autres ne m'importe pas.

—Et pourquoi? Mais peut-être n'y avez-vous
pas assez réfléchi? savez-vous dans l'état où
sont les choses, quel serait le moyen de réunir
toutes les opinions, de fonder l'authenticité
de votre cure, et de faire même une immense
fortune?

Oui, je le devine. Ce serait de guérir un
autre sourd.

—Précisément.

Ce moyen pourrait bien n'être pas aussi
efficace qu'on paraît le penser; car de même
qu'un sceptique ne doit jamais être convaincu
par rien, s'il est fidèle aux principes du scepticisme, et que toujours il est en droit de demander la raison de la raison qu'on lui donne, de
même on me demanderait une troisième cure
pour prouver la seconde, et une quatrième pour
prouver la troisième. Il faudrait guérir tous
les sourds qui se présenteraient, même ceux
chez lesquels l'organe, manquant ou détruit,
ne laisserait aucune possibilité de guérison. Un
seul rejeté renverserait l'édifice élevé par tous
les autres. Ma vie s'userait au milieu des con-
sultations et des drogues. Il est vrai que,

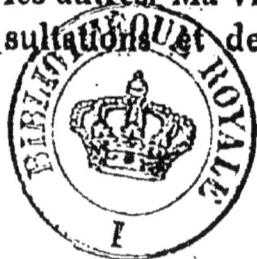

2

parmi tout ce vacarme, je pourrais bien faire fortune; mais si, pour me livrer sans réserve à l'étude de la philosophie antique, j'ai bien pu abandonner un emploi tranquille et honorable, je ne vois pas pourquoi j'irais prendre un métier si turbulent et si éloigné de mes goûts. Je suis pauvre sans doute, mais ma pauvreté volontaire vaut mieux qu'une richesse achetée à pareil prix.

— Alors on dira que vous voudriez en vain guérir un autre sourd, et que la cure que vous avez faite est l'effet d'un hasard heureux.

On dira ce que l'on voudra. Mais que la cure opérée sur Rodolphe Grivel soit l'effet du hasard ou de la science, toujours est-il vrai qu'elle n'en reste pas moins inébranlable, fixée au but que je me suis proposé d'atteindre, et servant à la solution future du problème métaphysique qui m'a occupé. Une seconde cure n'ajouterait rien à la véritable force de la première; et si je guéris un autre sourd, je puis assurer d'avance que je le ferai, non parce que je m'y croirai forcé par rien, mais parce que ma volonté ou la Providence m'y portera.

— A la bonne heure : mais l'humanité souffrante n'a-t-elle pas des droits sur votre cœur; et si vous possédez réellement le talent de

guérir la surdité, ne lui devez-vous pas compte
de ce talent?

Oui sans doute je le lui dois, et j'espère bien
lui prouver que je sais acquitter mes dettes.
Mais ne prononçons pas, s'il vous plaît, des
mots sans les entendre, et ne confondons pas
les idées. L'homme, toujours porté à voir en
lui le centre de l'Univers, à croire que la Nature pâtit quand il souffre, met son intérêt
particulier au-dessus de tous les intérêts, et
renferme en lui seul l'humanité toute entière.
Il demande, au nom de l'humanité, qu'on le
secoure quand il est en péril, sans s'inquiéter
si le bien particulier qu'on peut lui faire dans
ce cas, ne compromet pas le bien général. Lui
refuse-t-on un service individuel, et lui pré-
fère-t-on le monde, il crie à l'injustice, à l'inhu-
manité, à l'endurcissement. Que lui importe
que l'ordre soit renversé, qu'un grand bien soit
compromis, pourvu qu'on le délivre d'un petit
mal! Voit-il rien de ces choses? Un sourd ne
sent que sa surdité, comme un misérable ne
sent que sa misère. Faisons ici une comparaison. Il existe malheureusement beaucoup
de pauvres, et la pauvreté, quand elle est
extrême, est un mal sans doute. Voici cependant un homme qui, d'abord, sans fortune
comme eux, parvient, à force de peines et de

2 *

travaux d'esprit, à ramasser un bien consi-
dérable; doit-il de bonne foi le distribuer à
ceux qui, croupissant dans l'ignorance et dans
l'oisiveté, n'ont fait aucune espèce d'effort pour
sortir de leur état; ou qui, s'agitant à contre-
sens, n'ont pris ni raison ni vertu pour guide
de leur conduite ? Il ne le doit assurément pas;
car, outre qu'en voulant les secourir tous il ne
pourrait procurer à chacun qu'un soulagement
très-passager, il ne ferait que les plonger par
la suite de plus en plus dans la misère en y
nourrissant leur paresse. Il n'y a cependant
pas un de ces pauvres qui ne se croie fondé
à venir réclamer son bien, au nom de l'humanité dont il se crée le représentant, et qui ne
s'irrite quand il le lui refuse. Si l'opinion
d'une part, ou les lois répressives de l'autre,
ne s'opposaient aux entreprises des timides
ou des audacieux, il est très-certain qu'ils
viendraient, l'injure à la bouche et la main
armée, dépouiller ce riche impitoyable qui ne
veut pas leur abandonner le fruit de ses la-
-beurs. Ils lui raviraient la vie peut-être, en
le qualifiant d'inhumain; tandis qu'animé d'un
véritable esprit d'humanité, cet homme sage
ne serait occupé jour et nuit qu'à chercher
des moyens d'empêcher la pauvreté dans sa
source, en en montrant les causes, en apprenant

à les combattre, en plaçant enfin sa fortune de manière à servir de point d'appui à un grand nombre de pauvres industrieux, dont plusieurs, instruits par son exemple, pourraient arriver au même but.

.Quoique toute comparaison péche en quelques points, celle-ci est pourtant assez exacte. Si je puis m'assimiler à l'homme enrichi par ses travaux, et donner à mes connaissances, quelles qu'elles soient, le nom de richesses, les personnes qui ont prétendu me forcer à les leur livrer, ou qui, sur mon refus, n'ont pas rougi de se venger par des calomnies, ne ressemblent pas mal à ces pauvres, qui, sans vouloir jamais travailler, prétendent néan-moins à la dépouille de ceux qui travaillent.

—En admettant, d'après votre comparaison, que vous ne puissiez ni ne deviez, en effet, guérir tous les sourds, pourquoi du moins n'en pas guérir un certain nombre; d'abord pour assurer l'efficacité et l'authenticité de votre remède, ensuite pour faire taire la calomnie ? . . . .

Vous revenez au même but par un détour. L'efficacité de mon remède est assez assurée par la guérison de Rodolphe; et j'ai déjà répondu que personne ne pouvait mieux connaître que moi quel était le degré d'authenticité que je

devais donner à cette guérison. Je trouve pour
moi ce degré suffisant, et tellement suffisant,
que je défie de l'attaquer autrement que par
des diatribes ou des quolibets; et quant à la
calomnie que vous voulez que j'évite en guérissant un certain nombre de sourds, vous
vous trompez fort de croire que je parvien-
drais à l'éviter par ce moyen. Car, dites-moi
quels sont ceux qu'il faut choisir; les riches?
on dira qu'un vil intérêt me guide: les pauvres?
on dira que je les corromps. De quelque manière que je me conduise, ceux qui ne seront
pas préférés auront droit de se plaindre, et
crieront à l'injustice. Si une fois je commence,
c'en est fait : je n'ai que l'espoir d'acquérir
quelque argent et beaucoup de haine, quelque
bruit et beaucoup d'ennui.

— Eh bien! livrez votre remède au Public;
ce sera le moyen d'éviter les inconvéniens que
vous craignez.

Voilà mon intention, mais je ne puis le lui
livrer qu'avec certaines précautions; car il
pourrait naître de sa publicité d'autres inconvéniens assez graves.

— Comment donc?

Ecoutez-moi, et permettez-moi encore une
comparaison. Je suppose qu'en fabriquant un
verre d'une certaine façon, et avec de cer-

taines matières, je fusse parvenu à composer une lunette au moyen de laquelle je pourrais rendre vaine une assez forte opacité, porter ma vue à deux ou trois pieds sous terre, comme faisait un certain Grec dont j'ai oublié le nom, et voir, par exemple, à travers un mur assez épais.

Une semblable lunette, ainsi qu'on peut facilement le concevoir, serait très-utile dans un grand nombre de circonstances, et, mise entre les mains d'hommes vertueux et sages, pourrait rendre de grands services à la société; mais aussi à quelle foule d'abus elle pourrait ouvrir la porte! à quels usages perfides les méchans et les fripons ne pourraient-ils pas l'employer! Loin de montrer au vulgaire la composition d'un pareil instrument, ne serait-il pas prudent au contraire de la lui cacher? Or, sans que ce soit là précisément le cas de mon remède, il ne serait pourtant pas bon que tout le monde le possédât. Aussi tout le monde ne le possédera-t-il pas, je vous assure. Je promets seulement de faire tous mes efforts pour que les hommes éclairés, amis de la vertu, incapables d'abuser d'un secret de la Nature, puissent y parvenir sans trop de fatigue. J'ai déjà répandu d'assez fortes lumières dans les lettres qui vont suivre ; je continu crai dans mes autres ouvrages , à remplir ma promesse en montrant les routes qu'il faut suivre.

Je désire que les vrais savans veuillent m'accorder quelque confiance : leur approbation et leur estime sont pour moi d'un grand prix : je désire que le gouvernement, sous lequel j'ai le bonheur de vivre, daigne agréer ma conduite : nul ne sent mieux que moi de quelle importance il est d'obéir aux lois : nul ne révère plus que moi le Monarque que Dieu nous a donné dans sa sagesse.

LETTRES

A M. FERRIER, FILS, DE GANGES.

LETTRE PREMIÈRE.

NOTA. *Cette lettre ayant été presque entièrement fondue dans la notice qu'on vient de lire, je l'ai supprimée pour éviter les répétitions inutiles, et je l'ai remplacée par la réponse qui y fut faite, et qui a servi d'occasion aux lettres suivantes.*

Ganges, le 11 février 1811.

J'AI lu avec le plus vif intérêt, Monsieur et cher ami, la lettre que vous m'avez adressée le 31 janvier dernier. Vous retirez de vos longs travaux un fruit d'autant plus doux que vous ne l'aviez pas cherché dans le principe, mais qu'une étude profonde et bien entendue vous l'a livré avec beaucoup d'autres.

La seconde naissance de Rodolphe m'intéresse d'autant plus moi-même que j'étais le compagnon d'étude et l'ami de son père, que j'avais la conviction intime de son état de mutisme et de surdité, que je savais les sacrifices que faisait chaque jour sa mère pour lui procurer les instructions de M. Sicard. Cet événement m'intéresse encore, parce que vous l'avez produit, et que le lien d'amitié qui nous unit depuis l'enfance m'attache aussi à votre bonheur et à vos succès.

Votre lettre ne me laisse aucun doute sur la vérité de l'événement; personne, à ma place, n'éprouverait la moindre incertitude. Je connais l'enfant, je sais qu'il est sourd-muet de naissance; je connais votre franchise, vos vertus, votre probité sévère : je suis convaincu. Mais, mon cher ami, préparez-vous à combattre les sarcasmes, le dénigrement, la calomnie. Tous les hommes n'ont pas, comme moi, des motifs déterminans de conviction; plusieurs même les repousseraient s'ils en avaient. Quoi qu'il en soit, marchez d'un pas ferme à votre but; guérissez Rodolphe, présentez-le à vos détracteurs, et la vérité triomphera.

Si l'assurance de la part que je prends à cet événement extraordinaire peut vous être agréable, je puis du moins vous procurer cette satisfaction; je puis aussi, pénétré de l'état d'isolement et de mort dans lequel languissait le fils de mon ancien ami, vous dire que j'envie en quelque sorte le bonheur dont vous devez jouir, après lui avoir procuré une nouvelle existence.

Ajoutez à cette première communication le soin de me transmettre le détail des événemens qui vont suivre; vous me donnerez ainsi une nouvelle preuve de votre amitié; vous me procurerez le plaisir de témoigner publiquement mon intime conviction, et de convertir quelques incrédules. Adieu, Monsieur et cher ami; travailler au bonheur des hommes, c'est assurer le vôtre.

FERRIER.

P. S. Félicitez de ma part madame Grivel; elle éprouve un bonheur au-dessus de toute expression.

Autant la douleur de perdre un fils chéri est poignante;
autant il doit être doux de le voir renaître à quinze ans.
N'oubliez pas qu'il me tardera vivement de recevoir de
vos nouvelles.

LETTRE II.

Paris, 10 mars 1811.

J'AURAIS voulu vous donner plus tôt les détails que
vous m'avez demandés, Monsieur et bon ami; mais
des occupations multipliées ont mis obstacle à ma
bonne volonté. Le fils de votre ancien ami Grivel, dont
je vous ai annoncé la guérison, continue à faire des
progrès rapides dans la classification des sons et dans la
compréhension des idées que nous leur avons attachées,
en les considérant comme signes représentatifs de nos
pensées: mais ce n'est pas sur le travail intérieur de
cet enfant que je veux vous parler aujourd'hui; je le
ferai dans une autre lettre. Je veux vous apprendre les
motifs qui m'ont engagé à faire cette cure extraordinaire, le but que je me suis proposé, et l'effet général
qu'elle a produit.

Je commence par son effet. Quand une chose
inaccoutumée frappe pour la première fois les regards
des hommes, on peut juger de la force de leur réflexion
et de la dose de leur science par l'effet qu'elle produit
sur eux. Or, voici ce que j'ai remarqué : Au premier
bruit répandu que l'ouïe venait d'être donnée à un
sourd-muet de naissance, et que ce sourd *entendait,*

la plupart des personnes, entraînées par le double sens
attaché au mot *entendre*, se sont follement imaginé
que ce sourd *comprenait*, et qu'elles pouvaient venir
brusquement lui proposer les questions les plus singu-
lières. Étonnées de le voir insensible à leurs discours,
les regarder d'un air importuné, rester immobile et
muet, elles ont souvent jugé qu'il ne les entendait pas,
ce qui était assurément très-vrai dans un sens. D'autres
personnes, plus réfléchies, séparant, avec juste raison,
l'audition de la compréhension, n'ont pas commis
cette erreur : elles ont bien senti qu'ouïr les sons n'était
ni les saisir, ni les classer, ni encore moins les comprendre, et qu'il fallait que le sourd-né passât par
toutes les phases de l'audition, de la distinction, de
la classification, pour arriver à la compréhension ; et
qu'il était parmi nous plus qu'un étranger, un Iroquois,
un être extraordinaire, un homme tombé de la lune.

Je ne saurais dire laquelle de ces deux classes de
personnes a été la plus nombreuse ; ce qui est certain,
c'est qu'une ligne de démarcation très-forte les a
séparées. Dans la première ont été celles qui, même
après avoir vu Rodolphe, ont douté de sa guérison ;
dans la seconde, celles qui, avant de l'avoir vu, l'ont
jugée impossible. En examinant la première de ces
classes, j'ai été convaincu de l'ascendant que les mots
prennent sur les esprits, et des erreurs graves où
peuvent conduire leur abus ; j'ai découvert une pauvreté
dans la langue française, et j'ai regretté la perte du
verbe *ouïr*, qui n'a pas été remplacé : en examinant la
seconde, j'ai reconnu la force des préjugés, l'orgueil
de la science, et le triste usage qu'on fait du mot

Impossible, pour se dispenser d'étudier la Nature et de croire à la Providence.

Voilà pour l'effet général. Quant à mes motifs et à mon but, vous les trouverez assez fortement indiqués dans la lettre que j'ai écrite à une mère de deux enfans sourds-muets de naissance, qui me sollicitait de leur donner l'ouïe comme je l'ai donnée à Rodolphe. Je joins ici une copie entière de cette lettre.

Adieu, Monsieur et bon ami; croyez à mon amitié bien sincère.

FABRE-D'OLIVET.

A Madame B. R.**

MADAME,

La lettre que vous m'avez fait l'honneur de m'écrire porte l'empreinte de deux sentimens dont j'ai distingué l'expression. Le premier et le plus saillant est celui d'une mère tendre, qui saisit avec avidité l'espoir de donner à ses enfans une faculté que la Nature leur a refusée; le second, et le plus enveloppé, est celui d'une personne d'esprit doutant d'une chose dont la vérité, qui ne lui est pas démontrée, lui serait pourtant chère. Ces deux sentimens sont naturels, et n'ont rien que de louable. Quoique vous ne soyez pas entièrement convaincue de la guérison de Rodolphe Grivel, vous n'en sollicitez pas moins celle de vos deux enfans, comme lui sourds-muets de naissance; car enfin votre tendresse ne voit, dans l'épreuve à tenter, qu'une chance avantageuse pour eux. Je vous prie, Madame, de me donner un moment d'attention.

Je ne suis point médecin; je n'ai point cherché, en
faisant une cure extraordinaire, à attirer les yeux sur moi,
ni à me donner ce qu'on appelle une clientelle; je ne veux
point exercer la médecine; je ne compose aucune espèce
d'élixir ni d'opiat qui soit à vendre; je suis un homme
de lettres. Connu, dans ma jeunesse, par des produc-
tions assez frivoles, j'ai depuis long-temps rompu avec
cette branche de littérature. Je me suis adonné à l'étude
de la philosophie antique, et j'ai creusé assez avant —
dans la mine profonde et peu exploitée des traditions
orientales. C'est de là que, revenant chargé de quelques
connaissances peu familières aux modernes, j'ai vu le
monde savant divisé sur des points de la plus haute
importance : tantôt c'est l'origine de la terre et sa place
dans l'univers qui divise les philosophes, tantôt c'est
la naissance de l'homme et le principe de la parole
qui occupe les penseurs. On se demande d'où nous
viennent les idées; si elles sont innées dans l'intelligence, ou produites par la sensation; on agite une
foule de questions difficiles dont je vous épargne
l'inutile nomenclature. Le livre de Moyse, qui devrait
prononcer sur les premières, est écrit dans une langue
perdue depuis vingt-cinq siècles; les traductions sont
obscures, insuffisantes; les commentaires, diffus et
incertains. Une étude opiniâtre, aidée de quelques
circonstances heureuses, me livre cette langue; je vois
l'hébreu sous un nouveau jour; je travaille sans relâche
à le restituer : je compose une grammaire, un dictionnaire; je traduis les dix premiers chapitres de Moyse;
je rétablis la cosmogonie de cet homme extraordinaire.
Alors un éclat inespéré naît pour moi; mais comment

le propagerai-je, cet éclat? qui sera mon garant? qui
prononcera entre les sectes contendantes de philosophie?
J'ose tenter une expérience hardie ; je sens que la plus
grande difficulté tient à la métaphysique du langage,
et que si l'on avait des idées nettes sur la formation des
idées, on serait assez voisin de s'entendre. La Providence, car je dois l'appeler par son nom, pousse devant
moi le jeune Grivel, sourd-muet de naissance, âgé de
quinze ans, plein d'intelligence, et très-avancé par
M. Sicard dans l'acquisition des signes; je sens qu'en
lui donnant l'audition et la compréhension, j'en fais
un homme rare, qui, porté tout-à-coup dans une sphère
nouvelle, y mûrira les connaissances de l'ancienne, et
pourra, avec le temps, nous dévoiler une foule de
mystères sur l'origine de la pensée, et sa liaison avec
les signes qui la représentent.

Excusez, Madame, cette longue digression. Elle était
nécessaire pour vous expliquer les motifs d'une guérison
que l'on ne se contente pas déjà de nier, mais que l'on
cherche à corrompre dans son principe. J'ai agi en
philosophe dans cette occasion, et non en médecin :
si Rodolphe entend et parle, il saura bien un jour se
faire justice de ses détracteurs. Pour moi, ma tâche
est remplie. Ennemi d'un bruit ridicule, j'aurais tu
l'expérience que j'ai faite, si l'enfant qui en a été l'objet
n'avait été, par des circonstances providentielles, en
vue du Public. Il fallait, pour qu'il pût acquérir un
certain ascendant en philosophie, que ses quinze ans
de surdité et de mutisme fussent à l'abri de toute
atteinte.

Maintenant je crois, Madame, vous entendre me

répéter les phrases de votre lettre, et me dire que, me consacrant à des études dont le but est aussi utile à l'humanité, je ne dois pas me refuser à employer mes moyens curatifs en faveur des autres sourds-muets qui les demandent. Le bien de l'humanité est sans doute l'objet de mes études, Madame ; mais pensez-vous que la surdité soit le seul malheur dont elle soit affligée ? Sans compter la cécité et tant d'autres maladies physiques, que dites-vous de la cécité et de la surdité morales ? pensez-vous que tant de prétendus savans, qui en sont atteints, n'aient pas besoin de remèdes ? Ils croient connaître le monde, et ne se connaissent pas eux-mêmes ; la balance à la main, ils pèsent Saturne et ses satellites, et ne savent pas calculer la vie d'un moucheron ; ils font des systèmes sur le flux et le reflux de l'Océan, et ignorent par quelles lois la sève s'élève dans les plantes ; ils établissent une mécanique de l'Univers, et n'aperçoivent pas les lois providentielles qui les entraînent eux-mêmes. Que dis-je ? tandis que la Providence, se dévoilant presque à leurs yeux, conduit un héros triomphateur de gloire en gloire, l'investit de la force de sa volonté, et jette par ses mains les bases d'un Empire inébranlable, ils ne sentent pas sa marche, et sont toujours frappés du même étonnement au moindre de ses pas.

J'espère, Madame, que vous daignerez apprécier les raisons qui m'engagent à refuser vos offres. Je vous répète encore une fois que je ne suis pas médecin, mais homme de lettres.

Si je pouvais renoncer jamais à la résolution que j'ai prise de borner mes soins à l'éducation d'un seul élève, croyez que vos enfans m'intéresseraient les premiers ;

mais enfin mes ouvrages cosmogoniques s'imprime-
ront sans doute, et chacun y pourra puiser les mêmes
connaissances et les mêmes moyens curatifs. Rodolphe
Grivel lui-même pourra un jour se livrer à l'éducation
et au soulagement des sourds-muets : déjà même il serait
assez avancé dans les deux langages, pour suivre avec
succès l'instruction des jeunes demoiselles affligées de
la surdité qu'on voudrait confier à madame Servier,
dans le pensionnat de laquelle sa mère est sous-
maîtresse ; moi-même je pourrais guider ses leçons :
c'est tout ce que je puis promettre.

Daignez agréer, Madame, mes salutations respec-
tueuses.

LETTRE III.

Paris, le 8 avril 1811.

APRÈS avoir établi, comme je vous l'ai dit, Monsieur et bon ami, dans ma lettre à madame B* R*,
insérée dans la Gazette de France du 15 mars, les
motifs de l'expérience hardie que j'ai tentée sur
Rodolphe Grivel, et le but que je me suis proposé dans
la guérison de ce jeune homme, il est nécessaire d'en
examiner le résultat. Je vais tâcher de le faire avec
simplicité, le plus brièvement qu'il me sera possible,
et sans sortir de l'enceinte philosophique où je me suis
renfermé. Il faudra me pardonner quelques divaga-
tions dans les phrases, quelques néologismes dans les

5

termes, car le temps me presse trop pour serrer davantage mon style, et le sujet est trop neuf pour que je ne
sois pas forcé de sortir quelquefois du cercle acadé-
mique.

Trois mois se sont à peine écoulés depuis que la
faculté auditive a été donnée à Rodolphe Grivel, et
ce jeune homme commence déjà à comprendre le
langage articulé, et à s'en servir pour exprimer ses
idées. A juger rigoureusement les choses, il semble
cependant qu'il ne devrait être, relativement à ce langage, que ce que serait un enfant de trois mois ; car on
sait assez qu'un sourd de naissance étant nécessairement
muet, ce n'est que du moment où celui-ci a commencé d'entendre, qu'il a pu réellement prétendre à
parler ; mais il faut faire attention que cet enfant avait
quinze ans lorsqu'il est né à la parole, que son intelligence avait été développée par une étude laborieuse,
qu'il connoissait déjà l'emploi des signes, et que ses
premières expressions étant une traduction du langage
écrit en langage articulé, sa marche a dû être infini-
ment plus rapide. Elle l'a été tellement, qu'un homme
de mérite, bon observateur, assistant dernièrement
à une de ses leçons, me dit que si les savans ne se
hâtaient de le venir voir, ils courraient risque de ne
plus retrouver en lui le muet ni le sourd. Ceci pourtant
est une hyperbole philosophique ; car, quoi qu'on ait
pu dire de sa prétendue disposition à entendre, sa
surdité était trop complète, et ses organes vocaux
étaient trop rouillés par quinze ans d'immobilité, pour
que l'infirmité dont je l'ai heureusement délivré, ne
laisse pas des traces profondes que le temps ni l'habi-

tude de la parole ne parviendront jamais à effacer
entièrement.

Peut-être aurais-je dû ralentir sa marche; mais il
était trop pressé d'atteindre au développement de ses
facultés, pour que je songeasse à contrarier son mouvement, et d'ailleurs je sentais trop la nécessité d'imposer
silence à la calomnie, qui, se contredisant elle-même,
assurait alors qu'il n'entendrait jamais, comme elle
assure à présent qu'il entendait d'avance. Tout ce qu'il
me fut possible de faire, ce fut d'accumuler les expériences. Je ne laissai échapper aucune circonstance dont
je pusse tirer quelque clarté. Je dressai d'abord un
journal de mes observations; et, dès que mon élève se
trouva en état de comprendre ce que je voulais lui dire,
je lui enseignai à en dresser un de son côté pour y con-
signer les siennes. On ne saurait croire quelle foule de
choses intéressantes contient ce journal, tout informe
qu'il est, et de quelle ressource il sera un jour à Rodolphe, lorsque, éclairé par la parole et façonné par le
commerce des hommes, il voudra retrouver ses idées
primitives, et remonter vers le temps de son silence et
de son isolement. J'aurai quelquefois occasion de citer
cet ouvrage unique dans son espèce, et je le citerai
toujours dans ses propres expressions. Je sais bien
qu'on ne manquera pas de me l'attribuer. Mais que
faire? avais-je des moyens d'en constater l'authenticité? quelles précautions auraient pu rassurer ceux
qui voient partout la stérilité de la nature et l'absence
de la vertu.

Au milieu de ces observations et de ces expériences
nombreuses que l'occasion a fait naître, et que j'ai

3 *

classées sans garder d'autre ordre que celui des temps ;
vous sentez bien qu'il me serait difficile de procéder
par une analyse rigoureuse : c'est en réfléchissant sur
leur ensemble que j'ai pu me former un système, et
tout système se présente à l'esprit sous la forme syn-
thétique. Je vais essayer, mon ami, de vous faire
connaître ce système, tel que je l'ai déduit des faits
qui se sont offerts à moi, dans l'exploration d'un phénomène aussi nouveau qu'intéressant.

Je conçois, attachées à chacun de nos sens, pour
en distinguer, conserver ou modifier les diverses impressions, trois facultés principales : l'*attention*, la
mémoire et le *jugement* ; et trois facultés secondaires :
la *réflexion*, la *méthode* et la *compréhension*. L'attention perçoit par la réflexion ; la mémoire classe par la
méthode, le jugement s'exerce par la compréhension.
Ces six facultés développent le *Sentiment*, qui est à la
Sensation, leur base commune, ce que la sensation elle-
même est à la *Sensibilité*, son principe fondamental.
Or, dans le phénomène dont il s'agit, l'espèce de sensation que nous allons examiner, est produite par la
faculté auditive. Cette faculté physique, réactionnée
par les six facultés intellectuelles que j'ai appelées *attention*, *mémoire* et *jugement*, *réflexion*, *méthode* et
compréhension, constitue ce que nous appelons l'ouïe.
Il y a dans l'ouïe, *Audition* et *Entendement :* cette distinction est de la plus grande importance. C'est par
sensation qu'on *ouït* ; c'est par sentiment qu'on *entend.*
On n'entend jamais que ce qu'on a perçu par l'attention et la réflexion, distingué par la mémoire et la
méthode, arrêté par le jugement et la compréhension.

Pour qu'un homme qui reçoit la sensation du son en ait le sentiment, c'est-à-dire pour qu'il l'entende après l'avoir ouï, il faut de toute nécessité que les trois opérations indiquées ci-dessus aient lieu; si l'une d'elles manquait, il pourrait entendre fort mal ce qu'il aurait fort bien ouï. Chez l'homme accoutumé dès son enfance à l'impression du son, l'audition ne paraît pas différente de l'entendement, parce que les opérations nécessaires pour joindre ces deux extrêmes et produire l'ouïe, s'exécutent à son insu dans un moment indivisible; mais il n'en est pas de même de l'homme qui jouit tard de la faculté auditive, et dont les facultés intellectuelles, long-temps étrangères à cette espèce de sensation, sont inhabiles à la réactionner. C'est chez lui seulement qu'on peut constater leur existence, et étudier leur important exercice.

Au moment où le jeune Grivel jouit pour la première fois de la faculté auditive, ses facultés intellectuelles avaient, pendant quinze ans, ignoré son existence; aussi leur trouble fut-il étrange, et furent-elles long-temps sans produire le sentiment de l'ouïe, ou l'entendement des sons. Après avoir perdu connaissance quelques instans, il ne revint à lui que pour tomber dans une sorte de stupeur dont il fut assez difficile de le tirer; et j'eus, avec sa mère et les personnes témoins de mon expérience, l'étrange spectacle d'un enfant qui sentait le bruit sans le saisir, et qui ouïssait sans entendre.

Je vous dirai, Monsieur et bon ami, de quelle manière se fit cette première expérience, et j'appuierai la théorie que je viens d'établir sur des preuves de

fait que la pratique m'a fournies, en vous rendant
compte de ce que vous avez désiré savoir, dans une
série de quelques lettres semblables à celle-ci : je sou-
haite qu'elles vous paraissent aussi intéressantes que
vous l'avez espéré.

Je vous renouvelle, etc.

LETTRE IV.

Paris, 10 avril 1811.

REVENONS un moment sur la manière dont j'ai conçu
que se développe en nous la *Sensation*, au moyen des
six facultés intellectuelles qui la transforment en *Sentiment*. Cette théorie des sens est peut-être assez neuve
pour mériter, Monsieur et bon ami, un moment votre
attention. Je vais, pour plus de clarté, vous en présenter le système sous la forme d'une figure géomé-
trique. Imaginons un point central déployant une
circonférence au moyen d'un rayon qui, agissant sous
six modifications diverses, en est la mesure mathéma-
tique. Envisageons la Sensation comme représentée
par ce point central, elle sera au Sentiment qu'elle
développe, comme ce point lui-même est à sa circonférence ; et le rayon intellectuel, au moyen duquel
s'opère cette transformation, se manifestera sous les
six facultés intellectuelles que j'ai nommées *attention*
et *réflexion*, *mémoire* et *méthode*, *compréhension* et
jugement. Ainsi le sentiment sera bien, comme l'a dit
Condillac sur les pas de Locke, une sensation trans-

fornée; mais sa tranformation, loin d'être une suite de
sa force propre, comme paraissait le penser Cabanis,
aura lieu au moyen d'un rayon que ces trois philosophes ont trop méconnu. Mais ce n'est ici ni le temps
ni le lieu de nous arrêter sur les lois de cette transformation, et d'examiner si les idées qui en sont la suite
nécessaire, viennent ou ne viennent pas exclusivement
des sens. Il me semble qu'il est bon, avant d'affirmer
rien sur cette question difficile, de savoir au juste ce
que c'est qu'un sens. Voilà peut-être ce que tant de
philosophes qui ont tant affirmé, n'ont pas trop songé
à savoir. Car enfin ce n'est point sur une statue fan-
tastique, comme l'ont imaginé Buffon, Charles Bon-
net et Condillac, qu'on peut étudier la marche de la
Nature. Il fallait que la Nature elle-même se dévoilât,
pour qu'il fût possible de pénétrer avec quelque certitude dans cet important mystère. Il fallait qu'un
sourd-muet de naissance, passant de l'audition à l'entendement, permît d'analyser l'ouïe, celui de nos sens
qui fournit le plus de matériaux à l'intelligence, par
l'usage de la parole dont il est l'indispensable régula-
teur. Je ne suis pas éloigné de croire que les lumières
que cette analyse fournira, éclairant les systèmes de
Bacon, Descartes et Kant, n'en fassent sentir le point
de réunion, et ne mettent d'accord ces trois grands
hommes, dont les opinions mal commentées ne sont
pas aussi dissemblables qu'on le croit.

Ma théorie des sens ainsi exposée, passons aux expériences qui me l'ont suggérée, et qui lui servent de
preuve.

Le remède que j'avais administré au jeune Grivel,

les 7, 9 et 11 janvier, avait disposé l'organe auditif à
recevoir l'impression du son, en y rappelant le siége de
la sensibilité, ou en surmontant l'obstacle qui s'opposait
à son action ; j'avais quelques raisons de croire à son
efficacité, et néanmoins rien d'évident ne le démontrait
encore à l'extérieur. L'enfant, pour tout autre que moi,
paraissait aussi sourd qu'il l'eut jamais été. Je déclarai
qu'il ne l'était pourtant plus, et j'indiquai l'expérience
qui allait le démontrer.

Le 12 janvier, vers le soir, on prit une grande
casserole de cuivre ; et, au moment où Rodolphe s'y
attendait le moins, on la frappa derrière lui en la
tenant par le manche, avec une baguette grossie par
le bout. L'impression qu'il en ressentit fut aussi forte
que je l'avais prévue. Il chancela, sa vue s'obscurcit ;
il tomba à demi-évanoui dans les bras de sa mère qui
eut besoin de recourir au vinaigre pour le faire revenir
à lui.

Il est évident que, depuis l'instant où le remède avait
opéré sur l'organe auditif jusqu'à celui où son effet y
devint sensible, c'est-à-dire du 9 au 12 janvier, une
sorte d'engourdissement, produite par quinze ans d'immobilité et de non-exercice, avait fait, sur les facultés
intellectuelles du jeune Grivel, l'effet d'un sommeil
profond ou d'une léthargie. Le son frappait son oreille
sans y rien trouver qu'il pût ébranler ; sa sensibilité,
vainement excitée, était un point stérile sans rayon et
sans circonférence : ainsi le son s'éteint dans le vide ;
ainsi l'animal endormi n'a point le sentiment de la
piquure, dont on voit pourtant sa peau toute crispée
annoncer la sensation. Les facultés intellectuelles mises

en mouvement par l'appel bruyant de la casserole,
quoique vivement troublées, et frappées d'une terreur
difficile à décrire, obéirent néanmoins jusqu'à un certain point, et déployèrent le sentiment de la sensation
nouvelle qu'elles éprouvaient. Rodolphe entendit
pour la première fois de sa vie; mais il ne saisit, ne
distingua, ni ne comprit ce qu'il avait entendu; car son
attention, sa mémoire, ni son jugement ne s'étaient
jamais exercés sur rien de pareil.

Sans presque donner à ses esprits ébranlés le temps
d'abandonner les canaux de l'audition où ils étaient
entrés pour la première fois, je lui fis ouïr ma voix ;
il l'entendit, et me le témoigna par ses gestes. J'écrivis
quelques mots ; et les répétant syllabe à syllabe, lentement et plusieurs fois, j'eus le plaisir de lui faire dire
assez distinctement : *Je benis Dieu : J'aime maman.*
Comme il se trouva alors fatigué de la scène qui s'était
passée et du travail qui l'avait suivie, il demanda à
s'aller reposer; je le lui permis, après lui avoir fait
dire, encore sous ma dictée, à madame Servier qui
était présente : *Bonsoir, Madame.*

La mère de ce jeune homme, attendrie jusqu'aux
larmes d'avoir entendu ce *J'aime maman* qu'elle avait
vainement attendu depuis quinze ans, transportée de
joie d'avoir vu son fils donner des marques certaines
d'audition, ne douta point qu'il n'entendît parfaitement, et que, dès le lendemain, il ne s'éveillât avec un
ravissement inexprimable en écoutant sa voix mater-
nelle, en recevant l'impression de tous les sons qu'elle
jugeait devoir lui être agréables. Les personnes pré-
sentes partageaient son espoir. Toutes se laissant aller

à l'habitude, et confondant, dans un événement aussi extraordinaire, l'audition et l'entendement, pensaient que Rodolphe allait sur-le-champ saisir, distinguer et comprendre tous les sons qui pourraient le frapper. Moi seul, j'avais une autre pensée, mais je n'avais garde de l'exprimer.

Le lendemain, au lieu de ce ravissement qu'on attendait, on vit, au contraire, le jeune homme dans une sorte de stupeur. Sa physionomie était triste et rêveuse; il penchait la tête, et semblait éprouver un sentiment de crainte. La société l'importunait; il cherchait à être seul. Sa mère essaya en vain de le tirer de sa rêverie, en l'appelant, en excitant des bruits autour de lui; il resta immobile. Elle vint, toute effrayée, me faire part d'un incident qui déconcertait ses espérances. D'un autre côté, M. Servier, dans la chambre duquel il couchait, me dit que, l'ayant trouvé de bon matin éveillé, assis sur son lit, ce qui ne lui était jamais arrivé, il ne doutait nullement qu'il n'eût reçu, peut-être sans le savoir, l'impression de la cloche qui avait sonné pour indiquer le lever des pensionnaires.

Sa mère me l'ayant amené à l'heure convenue, pour lui donner dorénavant sa leçon journalière, je ne tardai pas à voir que ce qui l'alarmait était un effet tout simple de l'état extraordinaire dans lequel se trouvait Rodolphe. Cet enfant, recevant l'impression de tous les bruits sans en entendre aucun; c'est-à-dire sans le saisir, le classer ni le juger, se trouvait dans une situation tout-à-fait nouvelle, étrangère, indéfinissable même pour nous, mais pénible et fatigante pour lui, dont il faisait des efforts inutiles pour

sortir. On l'appelait : mais savait-il qu'on l'appelait?
on frappait autour de lui : mais qu'était-ce que frapper?
qui l'avait instruit à distinguer son nom? pouvait-il
reconnaître, entre mille bruits tous inconnus, un bruit
sur lequel son attention ne s'était jamais fixée, que sa
mémoire n'avait pas retenu, dont il n'avait apprécié
ni la forme ni la valeur? Il était, relativement au son,
ce que l'aveugle-né guéri par M. Chelsen était relativement à la lumière. Celui-ci, quoique recevant
l'impression des objets, ne les voyait pourtant pas,
puisqu'il lui était impossible de saisir d'abord aucune
forme, de distinguer aucune chose d'une autre,
quelque différentes qu'elles pussent être de figure ou
de grandeur. Rodolphe, comme sourd-né, éprouvait,
de plus, une sorte de frayeur, qui découlait de la
nature du son, différente de celle de la lumière. Ce
désir, cette tendance à se concentrer, explique comment
ce sourd-né de Chartres, auquel la Nature seule procura
l'audition, loin de témoigner sa surprise ou sa joie,
put, au contraire, dissimuler ce qu'il éprouvait, et
rester un long espace de temps sans rien témoigner à
ses parens de sa guérison. Mon élève aurait agi de
même, si je l'avais laissé libre; mais j'avais de fortes
raisons pour lui imprimer une autre direction.

Je vous renouvelle, etc.

LETTRE V.

Paris, 13 avril 1811.

Il est certain que si, après avoir procuré la faculté auditive au jeune Grivel, je l'eusse abandonné à lui-même, ou, ce qui est la même chose, si la Nature, par une crise inespérée, eût produit toute seule l'effet qu'il devait à mes soins, cet enfant n'aurait rien témoigné de son nouvel état, ne l'eût même pas pu, aurait soigneusement renfermé dans son sein les émotions qu'il éprouvait, et, comme le sourd-né de Chartres, eût patiemment attendu de connaître et de juger parfaitement ce qu'il sentait, pour le manifester au-dehors. Mais j'étais là pour l'examiner. L'empire que j'avais pris sur lui, avant même d'entreprendre sa guérison, ne lui permettait pas de me rien dissimuler. Je suivais tous ses mouvemens. Je voyais se développer devant moi, quoique sous d'autres rapports, les mêmes phénomènes qui avaient frappé M. Chelsen, après avoir abattu la cataracte de l'aveugle de naissance dont j'ai parlé. Cet aveugle, en voyant pour la première fois, était si éloigné de pouvoir juger les distances, les formes ou les couleurs, qu'il croyait que tous les objets indifféremment touchaient ses yeux, comme les choses qu'il palpait touchaient sa peau. Ces objets se présen- taient à lui comme une seule masse, l'enveloppant, le pressant de toutes parts, ne lui offrant qu'un mélange confus, un chaos dans lequel il lui était impossible de

rien distinguer, de rien reconnaître, de rien comprendre. Mon jeune sourd éprouvait intérieurement
le même effet que l'aveugle-né éprouvait à l'extérieur.
Tous les bruits, tous les sons, de quelque nature qu'ils
fussent, étaient en lui, retentissaient en lui, faisaient
partie de son être. Il ne les concevait pas d'abord plus
étrangers à sa personne que l'émotion qu'ils faisaient
naître. Tous lui parvenaient à la fois, confusément
mêlés, et sans qu'il pût en aucune façon distinguer
leur espèce, leur volume, le corps, le lieu, la distance
d'où ils partaient. Il en cherchait la cause en lui-même,
et se concentrait de plus en plus à mesure que ses
facultés intellectuelles en étaient de plus en plus
ébranlées.

On avait cru, et sa mère elle-même avait été per-
suadée qu'il entendait de certains bruits, tels que celui
du tonnerre, du canon, du tambour, des voitures
roulant dans la rue; mais on eut bientôt la certitude
qu'on s'était mépris de sensation. C'est encore ici un
trait de ressemblance avec l'aveugle-né. M. Chelsen
assure que cet enfant, quoiqu'il pût faire la différence
du jour et de la nuit, dans le temps de sa cécité, et
qu'il crût même discerner, à une forte lumière, le noir,
le blanc et le rouge vif, ne reconnut nullement ces
couleurs quand on les lui présenta après sa guérison, et prétendit qu'elles n'étaient pas les mêmes que
celles qu'il avait vues autrefois. Pour bien juger de la
sensation de Rodolphe, il faut le voir s'exprimer lui-
même dans son journal. Voici ses réflexions, sous la
date du 1.er mars.

« Pendant que je suis au lit, j'entends les voitures;

« avant de me guérir, je ne les entendais pas......
« Je travaille toujours dans ma chambre. Quand
« M. Fabre a besoin de venir, il frappe doucement
« à la porte pour faire sur moi l'épreuve du bruit;
« alors je vais l'ouvrir......

   « Quand j'étais sourd et que j'étais chez M. Sicard,
« je croyais entendre bien le tonnerre, le canon : je
« me suis trompé. Je les sentais seulement. C'était un
« *frémissement* interne qui venait dans tout mon corps,
« du bas en haut. Le tambour était de même : c'était
« une *commotion* intérieure. Mais à présent je dis-
« tingue véritablement les sons, et j'entends le bruit
« des objets. »

Les mots *frémissement* et *commotion*, qui se trouvent
dans ce dernier paragraphe, ont été fournis par moi ;
et voici de quelle manière : Rodolphe, ayant résolu
d'exprimer sa pensée, manquait du mot nécessaire
pour la rendre. Après avoir long-temps cherché dans
un dictionnaire, il vint avec le livre à la main, et me
témoigna son embarras. Je lui demandai de me peindre
par un geste ce qu'il voulait dire. Il porta d'abord ses
deux mains depuis la plante des pieds jusqu'au sommet
de la tête, en les agitant d'un mouvement ondulatoire.
Je lui donnai *frémissement;* j'aurais pu lui donner
également *ébranlement* ou *vibration*. Ensuite il les
appliqua sur le creux de son estomac, en les secouant
l'une sur l'autre. Je lui donnai *commotion*. Ces deux
mots furent compris et approuvés par lui.

Mais revenons à l'état où il se trouvait un mois et
demi avant d'écrire ce que je viens de rapporter. Il
était, comme je vous l'ai dit, Monsieur et bon ami,

concentré en lui-même, y cherchant de bonne foi la
cause des sensations nouvelles qu'il éprouvait. Le seul
moyen de l'en tirer était de faire passer en revue devant
lui un grand nombre de corps sonores, d'exciter sous
ses yeux une grande quantité de bruits et de sons différens, pour lui apprendre à les juger, à les reconnaître
enfin, en les rapportant à leurs types. Mais dans quel
labyrinthe il fallait s'engager! par où débuter? quelle
route suivre? Je voyais encore une ressemblance frap-
pante entre l'aveugle et le sourd. Le premier, ayant trop
d'objets à retenir à la fois, en oubliait la plus grande
partie; et pour une chose qu'il conservait, il en laissait
échapper mille. Il en était de même du second. Dans
cet embarras, je résolus de me comporter d'abord, à
l'égard de mon élève, comme une mère se comporte
à l'égard de l'enfant qu'elle nourrit; de l'abandonner
à la Nature seule, pour ce qui était de la classification
des bruits et des sons que le hasard lui faisait ouïr en
abondance, sauf à revenir plus tard sur les observations
à faire, et de me borner à lui enseigner, pour l'heure,
à entendre les sons que produit l'organe vocal, et dont
les immenses combinaisons servent de matériaux à la
parole.

Pour cet effet, je composai une sorte de petit alphabet, où je fis une première distinction des sons vocaux
et consonans en simples et composés, et une seconde
de ces mêmes sons en doux, forts et très-forts, selon la
touche vocale. J'habituai peu à peu Rodolphe à écouter
ma voix, à en saisir les inflexions, et à les apprécier
pour les retenir. Son intelligence, déjà développée par
la connaissance des signes, lui fit faire de rapides

progrès. Deux de ses facultés principales, l'attention
et le jugement, ne tardèrent pas à s'éveiller, et à pro-
voquer la réflexion et la compréhension; mais la
mémoire fut plus rebelle. Tant que mon alphabet
était sous ses yeux, il n'hésitait nullement à suivre ma
voix; il en imitait jusqu'aux inflexions les plus fugitives
et les plus délicates; mais, dès que cet appui lui manquait, il tombait dans un trouble inexprimable. Un *a*
le frappait comme un *o*, un *e* comme un *i*; il con-
fondait *u* avec *ou*. Prononçai-je *ba?* sa mémoire lui
fournissait *pa*, *fa* ou *va*: il entendait *cha* pour *ja*,
ja pour *za*, *ta* pour *da*, *ra* pour *la*: le sifflement de
l'*s* lui paraissait d'une difficulté insurmontable à retenir.
On ne peut se former une idée de l'étrange fluctuation
que les sons éprouvaient dans son oreille. Pour nous,
chez qui la mémoire des sons s'est insensiblement
formée dès notre enfance, les sons paraissent retenus
aussitôt que saisis; mais c'est une erreur de l'habitude.
Il n'y a rien de si difficile. Rodolphe, dont la faculté
auditive s'exerce depuis trois mois, qui entend et parle
fort bien pour ce temps, qui commence même à tou-
cher du piano, ne peut pas concevoir encore comment
on peut loger dans sa tête un *air;* c'est-à-dire une série
de sons auxquels ne s'attache aucun sens déterminé.
Toutes les fois qu'il entend chanter, il demande où est
la musique: tous mes efforts pour lui faire comprendre
la manière dont cela s'exécute, ont été inutiles. Comme
sa faculté mémorative ne saurait lui fournir deux sons
mélodiques de suite, il ne soupçonne pas qu'il existe
des têtes musicales où peuvent retentir non seulement
des chants variés et toute espèce de mélodie et d'har-

monie, mais des symphonies à grand orchestre et des opéras tout entiers. Son incrédulité sur ce point m'a fourni l'innocente preuve qu'il est bien difficile d'accorder aux autres, ou même de concevoir en eux une faculté dont on manque soi-même.

Malgré cette difficulté inhérente à la nature et celle qui naissait d'un organe vocal rouillé par quinze ans de repos, le jeune Grivel ne tarda pas à saisir assez promptement toutes les inflexions de la voix, à les réunir en syllabes, et à grouper les syllabes pour en former des mots. Je le mis à la lecture, et je commençai à lui faire écrire quelques phrases faciles, sous ma dictée. M. Servier, dont je ne saurais trop reconnaître les soins complaisans et le zèle, m'aidait dans ce travail, en faisant répéter à mon élève les leçons que je lui donnais. Enfin, sa mère, aussi pieuse que tendre, témoin assidu de ses progrès, le voyant près de faire, de son propre mouvement, usage de la parole, ne voulut pas tarder davantage à remercier Dieu d'une guérison qu'elle regardait comme un bienfait de la Providence; elle écrivit au pasteur qui vint lui-même la voir, et se convainquit par ses yeux du phénomène dont elle le priait de rendre publiquement des actions de grâces. Le dimanche 3 février, Rodolphe Grivel, sourd-muet de naissance, fut donc présenté par sa mère au temple des protestans, et y proféra, sous sa dictée, cette prière que M. Lombard a rapportée : *Je bénis Dieu de m'avoir donné l'ouïe et la parole.*

Je vous renouvelle, etc.

LETTRE VI.

Paris, 15 avril 1811.

J'ai essayé, dans mes précédentes lettres, Monsieur et bon ami, de vous faire connaître de quelle manière je conçois que s'exécute en nous le sens de l'ouïe, d'après les observations que j'ai été à portée de faire sur le jeune Grivel; mais il n'a été question jusqu'ici que du système intérieur, c'est-à-dire du mode de transformation de la sensation en sentiment, où, ce qui est la même chose, de la différence que l'on doit faire entre la simple audition et l'entendement des sons. Je n'ai point parlé du système extérieur, c'est-à-dire du son en lui-même, et de l'organe qui le perçoit; je crois pourtant vous devoir exposer ma pensée à ce sujet, d'autant plus que les expériences que la possession d'un phénomène extraordinaire m'a permises, peuvent m'avoir fourni, sur la nature du son et la conformation de l'oreille, des lumières que votre sagacité trouvera sans doute dignes d'attention.

Je ne m'arrêterai pas sur l'organe vocal dont le défaut ne produit qu'un mutisme accidentel, souvent facile à guérir, et qui, quelque persistant qu'il soit, ne saurait influer que peu sur l'intelligence. Un muet qui n'est point sourd peut acquérir par l'ouïe autant d'idées que les autres hommes; au lieu qu'un sourd-né, que des moyens mécaniques instruisent à simuler la parole, n'en reste pas moins étranger aux idées abs-

traites et générales, dont la parole seule peut féconder
en lui le germe.

Je connais dans l'histoire deux exemples fameux de
muets de naissance, qui, n'étant point sourds, ont
parlé brusquement dans des occasions importantes.
L'un regarde le fils de Crésus dont l'action est connue
de tout le monde, grâce à Hérodote qui l'a rapportée.
Ce prince, comme vous le savez, voyant qu'un soldat
allait frapper son père sans le connaître, éprouva un
si violent désir d'exprimer l'effroi dont il était saisi,
que sa langue, jusqu'alors embarrassée, se déliant tout-
à-coup, il s'écria : *Arrête, soldat, c'est le Roi !*

L'autre exemple, beaucoup moins connu, concerne
un athlète de Samos, nommé Æglé, qui dut la faculté
de parler à la vive indignation dont il se sentit ému,
en voyant la supercherie de celui qui tirait au sort
ceux qui devaient combattre dans des jeux sacrés auxquels il assistait, et dont il devait être lui-même un des
acteurs. Aulu-Gelle raconte qu'il s'écria dans son
transport : *Je te vois faire.*

Je connais également deux exemples de sourds-nés qui
ont acquis l'usage de l'ouïe. Le premier exemple est celui
dont j'ai parlé touchant ce sourd-né de Chartres, qui,
selon ce qu'on lit dans le volume de l'Académie des
sciences, pour l'année 1703, commença tout d'un coup
à parler, au grand étonnement de toute la ville. Le
second est celui qu'on raconte d'un jeune homme qui
reçut, en Angleterre, la faculté auditive, d'une crise
occasionnée dans son cerveau par un violent accès de
fièvre. Le sourd de Chartres, né dans la classe du peuple,
privé d'instruction, ayant renfermé en lui-même toutes

4 *

les émotions qu'il éprouva, ne put fournir aucune
lumière sur le phénomène dont il avait été l'objet;
interrogé par des théologiens, tandis qu'il aurait dû
l'être par des physiciens ou des philosophes, il ne
songea même pas à se rendre raison des impressions
diverses que les sons avaient faites sur son oreille. Quant
au jeune Anglais qui sortit d'un transport au cerveau
pour jouir d'une faculté nouvelle, j'ignore s'il fut en
état d'en faire l'analyse. Le tome des Transactions
philosophiques, où j'ai lu ce fait, n'est plus entre mes
mains; et, lorsque je le lus, je ne songeais guère au
besoin que j'en pourrais avoir un jour.

L'organe vocal de Rodolphe Grivel, quoique privé
de souplesse et fort embarrassé par un long mutisme,
n'a point de défauts notables. J'ai dit que le jour même
où ce jeune homme avait entendu, il avait parlé;
c'est-à-dire, qu'il avait pu imiter quelques mots que
je lui avais dictés lentement, et les répéter après moi.
La plus grande difficulté qu'il éprouve ne tient point
à sa constitution organique, mais à l'habitude qu'il
avait d'abord prise d'obéir à des impulsions mécaniques pour pousser quelques sons. La pression qu'on a
exercée sur son gosier, lui a donné une sorte d'o
guttural, qui revient sans cesse et malgré lui, et dont
je doute qu'il parvienne jamais à se débarrasser tout-à-
fait. Son oreille est bien conformée, tant à l'intérieur
qu'à l'extérieur. C'est sur elle que mes expériences se
sont dirigées, lorsque j'ai songé à profiter de l'occasion
qui m'était offerte pour connaître le son en lui-même
et la manière dont il ébranle notre organe auditif.

Au reste, quoique je n'eusse cherché, comme je l'ai

dit, à lui faire entendre que les inflexions vocales, et
que j'eusse laissé au hasard le soin de lui présenter
d'une manière indirecte les autres sons et les bruits
moins importans, le hasard et sa curiosité m'avaient
assez bien servi. A peine le mois de février s'était
écoulé, qu'il avait classé de lui-même une foule de
choses. On voyait même qu'il serait doué d'un assez
grand talent d'imitation. Il contrefaisait à merveille le
chant du coq et celui de la poule; il aboyait avec le
chien, miaulait avec le chat, savait prendre le ton
discordant de l'âne passant dans la rue; les cris de la
laitière et du porteur d'eau lui étaient familiers : il
aimait à faire du bruit, soit avec le pied, soit avec la
main; écoutait, comme une chose curieuse, ses doigts
battant du tambour sur une table ou sur une vitre;
marmottait entre ses dents des mots informes, quand
il se croyait inaperçu, et s'arrêtait tout court dès qu'il
se voyait observé.

Dès les premiers jours de sa guérison, n'ayant pas
encore sa chambre particulière dans mon appartement,
il montait au grenier, et s'y exerçait à répéter tout seul
les mots que je lui avais appris, ou à s'en inculquer
de nouveaux. Il se gardait bien d'en faire autant au
jardin; car ne possédant pas encore une juste mesure
de l'ouïe, il s'imaginait que tous les voisins pouvaient
l'entendre d'aussi loin qu'ils pouvaient le voir. Il
prenait beaucoup de plaisir à la musique. Un soir que
j'avais accompagné avec la basse, M. Servier jouant
de la flûte, pour voir quel effet ferait sur lui cette
harmonie, il parut très-sensible aux tons graves de
mon instrument; et quand j'eus fini, il le prit sans

rien dire, et passa dans l'antichambre, où, seul dans un coin, il se mit à tirer de la basse des sons effroyables, en faisant jurer l'archet sur les cordes qu'il râclait à tour de bras. Madame Servier, qui survint au milieu de ce tintamare, l'interrompit pour lui demander ce qu'il faisait là ; il la comprit fort bien, et lui répondit sans hésiter beaucoup : *Je m'amuse.*

Ce fut le premier indice que j'eus que les sons bas lui plaisaient davantage, et se faisaient mieux entendre de lui que les sons aigus. Une seconde expérience me confirma dans cette pensée.

Je le conduisis, le jour du jeudi gras, à une petite soirée où l'on avait rassemblé beaucoup d'enfans et de jeunes demoiselles pour les amuser. M. Servier avait la complaisance d'y jouer du violon. On dansait, on chantait des rondes, on faisait en général beaucoup de bruit. Rodolphe, à qui j'avais recommandé de me rendre compte de ses sensations, écrivit le lendemain sur son journal : « Jeudi, le 21 février, s'étant dégui-
« sées les demoiselles, elles dansaient. Pendant qu'elles
« chantaient, M. Fabre me demanda si je distinguais
« leurs voix. Je lui répondis qu'elles n'étaient pas
« justement ressemblantes, mais que celle de M. Servier
« était plus plaisante à mes oreilles. »

Au milieu d'une ronde très-bruyante, ayant désiré savoir de lui s'il commençait à saisir l'ensemble des voix, et s'il distinguait celle de la personne qui chantait le refrain, il me prouva qu'il la distinguait fort bien, en se tournant contre le mur, et en m'indiquant par un geste le moment où cette personne abandonnait le chant ou le reprenait. Il m'apprit alors que les voix

avaient pour lui des différences tellement grandes,
qu'il ne pouvait pas croire que les mêmes mots qu'elles
proféraient se rapportassent à la même langue. Lui
ayant demandé quelles voix il aimait le mieux, il me
dit sans balancer que c'était la mienne, ensuite celle
de M. Servier, et celle de sa mère après. Les voix des
jeunes personnes, et surtout celles des enfans, avaient
pour lui beaucoup moins d'attraits, et même lui
paraissaient souvent désagréables.

J'avais remarqué, dès qu'il put faire la différence
des sons et des bruits, que les *bruits*, c'est-à-dire celles
des sensations de l'ouïe non appréciables selon les lois
harmoniques, le frappaient plus directement, éveillaient
plus tôt ses facultés intellectuelles, et lui plaisaient même
davantage que les *sons* proprement dits, c'est-à-dire
celles de ces mêmes sensations produites par des corps
dont les vibrations régulières annoncent une contexture
plus homogène. Plus même le corps sonore était dense,
plus ses vibrations étaient pressées; enfin plus il était
sonore, moins il en saisissait les ébranlemens. Le bruit
sourd du bois heurté d'une manière quelconque, la
plus faible collision de deux corps inharmoniques, le
moindre craquement, paraissaient plus forts à son
oreille, et y laissaient une empreinte plus durable que
les sons plus retentissans du cristal, de l'argent ou du
cuivre. Lorsque ces derniers sons étaient donnés de
très-près, ou qu'ils résultaient d'un coup très-sec, ils
le fatiguaient et finissaient par le blesser. Voici ce qu'il
écrivait à ce sujet : « Vendredi, 8 mars, M. Fabre a
« voulu bien savoir si j'entendais une bouteille qu'on a
« frappée avec un couteau, un écu avec un autre; je

« lui ai répondu que je croyais les entendre. M. Fabre
« m'a dit que le son du verre est aigre et retentissant :
« il me fait un peu de mal; il blesse mes oreilles.
« M. Fabre m'a dit aussi que le bruit de l'argent est
« clair, aigu et retentissant : il me paraît coupant, et
« il *rudit* me gorge.... » Mais je m'aperçois, Monsieur
et bon ami, que cette lettre s'allonge trop, et passe les
bornes que je me suis prescrites; je suis forcé de
remettre à une prochaine la suite de ces détails.

Je vous renouvelle, etc.

LETTRE VII.

Paris, le 18 avril 1811.

Voici, Monsieur et bon ami, la suite de ce que
Rodolphe écrivait touchant l'effet des différens sons :
« J'entends mieux, continuait-il, le papier du mur
« du salon, que la tasse rouge qu'on frappe avec la
« petite cuiller; cela m'étonne. M. Fabre m'a dit que
« le son de la tasse est retentissant, et que celui du
« bois est sourd. Le son de la pendule est semblable
« à celui de la tasse. M. Fabre a joué du violon; il
« m'a dit que les grosses cordes donnaient les sons
« bas, et les cordes fines les sons hauts. Je trouve
« toujours que les sons bas sont les plus agréables à
« mes oreilles. »

Il est important de dire que, lorsque je fis cette
distinction à Rodolphe, il eut beaucoup de peine à

me comprendre. Il ne pouvait pas concevoir que
nous appelassions *bas*, des sons qui lui paraissaient
forts; qu'il entendait à merveille; et *haut*, des sons,
au contraire, qu'il entendait à peine à cause de leur
ténuité. Si je l'avais laissé à ses propres idées sur
ce point, il est certain qu'il aurait classé l'échelle
musicale suivant le système des anciens Grecs, et
qu'il aurait, comme eux, appelé *descendre* ce que
nous appelons aujourd'hui *monter*. Quant au verbe
rudir, qui est de la fabrique de ce jeune homme,
et que j'ai laissé subsister dans ma précédente lettre
avec une scrupuleuse exactitude, il m'en donna lui-
même l'explication en le remplaçant plus loin par
râcler. Le son de l'argent, me dit-il, me râcle désa-
gréablement le gosier; et il ajouta que d'autres sons
l'affectaient tantôt dans la région de l'estomac ou du
cœur, tantôt au sommet de la tête, tantôt aux dents,
quelquefois dans toute l'étendue du corps, comme
il nous arrive sans doute, malgré l'habitude que nous
en avons, quand nous entendons limer une scie,
polir du marbre, ou gratter du verre. La seule chose
dont il ne put me donner l'idée, puisqu'il manquait
absolument du mot pour l'exprimer, ce fut l'effet
qu'il ressentit des sons soutenus de l'harmonica. Il
tâcha pourtant de le peindre en joignant ses deux
mains au-dessus de sa tête, et les ramenant en cercle
autour d'elle, comme s'il eût voulu dessiner une
auréole, ou me donner à entendre qu'il était comme
enveloppé dans une sphère sonore.

Mais, sans insister davantage sur les expériences
particulières, jetons un coup-d'œil rapide sur la

marche générale que suivit dans son développement la faculté auditive du jeune Grivel. En établissant d'abord la grande division des sons et des bruits, nous verrons que les bruits furent les premiers saisis et classés. En concevant les bruits, ainsi que J.-J. Rousseau les a conçus et que je les conçois, comme la somme d'une multitude de sons divers se faisant entendre à la fois, et contrariant, en quelque sorte, mutuellement leurs ondulations, nous verrons que les premiers bruits à la portée de Rodolphe furent les moins homogènes, les plus sourds, les plus divisés dans leur essence. En considérant, au contraire, les sons comme étant d'une nature de plus en plus harmonique, à mesure que le corps qui les produit est plus élastique, plus homogène, formé d'une substance dont le degré de pureté et de cohésion est plus parfait et plus égal, nous verrons que les derniers sons entendus furent les plus retentissans, les plus aigus, ceux résultant d'un nombre de vibrations plus grand.

Ainsi l'on peut conclure qu'un corps est d'autant plus bruyant qu'il est plus divisé en masses inégales de solidité et de contexture, et d'autant plus sonore qu'il se rapproche le plus de l'homogénéité.

Il semble aussi, d'après les expériences nombreuses que j'ai faites sur l'oreille de Rodolphe, à mesure que cet organe s'est développé chez lui, que l'ouïe de l'homme s'ouvre d'abord au bruit; et que passant insensiblement de l'inharmonique à l'harmonique, ou de la diversité à l'unité, elle arrive au son. Or, le son le plus grave qu'elle puisse saisir, selon Euler,

est celui qui résulte d'un corps qui fournit vingt
vibrations par secondes; et le son le plus aigu, celui
que rend un corps dont le nombre de vibrations
s'élève à quatre mille dans le même espace de temps.
Rodolphe, qui entend tous les bruits, est loin encore
d'entendre tous les sons. Voici, au bout de trois mois
d'exercice, à peu près le point où il se trouve :

Il entend, dans une chambre bien fermée, les bruits
extérieurs, quels qu'ils soient, auxquels l'oreille
humaine est accessible, et distingue fort bien dans
la rue une charrette d'une voiture ou d'un cabriolet.
« M. Fabre, dit-il dans son journal, m'a demandé
« quelle était la voiture quand elle passait dans la
« rue : je l'ai indiquée bien, et je l'ai indiquée, en
« disant qu'une voiture se remue, va assez vite et
« plaît à mes oreilles; qu'une charrette va très-lour-
« dement comme les tortues, et qu'un cabriolet va
« légèrement et par secousses.........». Quant aux
sons, il les saisit à diverses distances, selon leur plus
ou moins d'analogie avec le bruit. Le son du tambour
est celui de tous qu'il entend le mieux.—J'ai reculé
derrière lui à plus de deux cents pas en frappant
un tambourin d'enfant, sans qu'il ait cessé de donner
des signes d'audition. Une petite sonnette, un verre
de cristal, une tasse de porcelaine, ont besoin d'être
heurtés à moins de six pieds de ses oreilles, pour
que les sons qu'ils rendent lui soient sensibles. Le
flageolet l'affecte à peu près à la même distance; la
flûte, à une distance double ou triple, suivant le ton
aigu ou grave; le violon, dans la même proportion
plus loin que la flûte; et la basse, dans le même

rapport avec le violon. Je n'ai pas essayé la contre-
basse, mais je suis persuadé qu'elle agirait suivant
les mêmes lois.

Une remarque digne d'attention, c'est que, dans un
Mémoire que j'ai reçu de Milan, sur l'état d'une
personne entièrement sourde, qui, me croyant médecin, me demandoit une consultation, on me disait
que cette personne, dont la surdité accidentelle a
commencé à se manifester à l'âge de vingt ans, a
d'abord perdu les sons les plus aigus, ensuite les
médianes, et a fini par cesser de saisir les plus graves,
pour ne plus entendre que quelques bruits sourds.
Ainsi la marche graduelle de la perte a été exactement l'inverse de celle de l'acquisition.

Après ces données dont vous sentirez facilement
l'importance, poursuivons, Monsieur et bon ami,
notre exploration, et voyons de quelle manière le
son se comporte à l'extérieur, relativement à l'air,
son véhicule indispensable. Je dis indispensable; car,
quoiqu'il paraisse quelquefois que l'eau, les liqueurs,
et même les corps solides, le puissent transmettre, on
ne peut douter que cette transmission n'ait lieu à
la faveur de l'air contenu dans ces fluides ou dans
ces corps, ainsi qu'on l'a démontré dans les Mémoires
de l'Académie pour l'année 1743.

Tous les physiciens savent que le son éprouve des
altérations sensibles de la part de l'air dans lequel
il retentit, et qu'il devient plus fort ou plus faible,
se propage à des distances plus ou moins considé-
rables, suivant l'état de ce fluide. Ils prouvent fort
bien qu'il est plus faible à mesure qu'on s'élève au-

dessus du niveau de la mer, et plus fort à mesure
qu'on descend dans des lieux profonds où l'air est
plus comprimé; ils montrent qu'un carillon, renfermé sous le récipient de la machine pneumatique,
cesse tout-à-fait de s'y faire entendre, et s'y éteint
à mesure qu'on y fait le vide. De là, ils concluent,
avec raison, que le son est toujours proportionnel à
la densité de l'air, et qu'il augmente et s'étend en
raison directe de cette même densité.

Ces mêmes physiciens, conduits par les analogies
qu'ils remarquent entre la lumière et le son, en-
seignent que le son se propage en ligne droite, et
ils donnent les échos, regardés comme des réflexions
sonores, en preuve de leurs assertions : mais ici la
preuve de fait les abandonne, et j'ai de fortes raisons
de croire qu'ils se trompent en ce point. Je pense,
au contraire, avec le célèbre Bacon, que si les impressions des objets visibles se font par des lignes
droites, celles des objets sensibles à l'ouïe se font
par des lignes courbes. On peut voir ce que ce
savant observateur a écrit sur ce sujet dans son
Sylva Sylvarum. Il y enseigne, avec une rare sagacité,
que les rayons lumineux et les vibrations sonores se
portent du centre à la circonférence, selon toute
l'étendue d'une sphère dont le corps sonore ou lumineux occupe le centre, mais en exerçant leur action
d'une manière différente; la lumière, en y infusant,
pour ainsi dire, sa propre nature; et le son, en y
imprimant son mouvement particulier. Bien éloigné
des physiciens modernes, qui pourtant se disent ses
disciples, Bacon pense si peu que la lumière ou le

son aient rien de matériel, qu'il assure, au contraire, que les corps qui les dispensent, ne répandent aucun effluve corporel qui puisse remplir leur orbe ou sphère d'activité, mais seulement certaines formes ou espèces immatérielles, qui, se pénétrant sans se diviser, agissent en sens inverse sans se faire obstacle les unes aux autres.

Je sens qu'on pourrait étendre beaucoup cette théorie du son; mais comme ce n'est point un traité de physique que j'écris, il est inutile de nous y arrêter davantage. J'ai besoin de marcher rapidement. Il faut, après avoir examiné, relativement à l'objet qui m'occupe, le son dans le corps qui le produit et dans le milieu qui le transmet, le considérer dans l'organe qui en reçoit les impressions.

Je vous réitère, etc.

LETTRE VIII.

Paris, 22 avril 1811.

L'OREILLE étant l'organe doué de la faculté auditive, les naturalistes et les physiciens, curieux de savoir de quelle manière s'opère par son moyen la sensation de l'ouïe, se sont attachés à la connaître, plus peut-être que les médecins, qui, désespérant de guérir ses infirmités trop cachées à leurs yeux, n'ont pas assez médité sur sa structure. Mon intention n'est point, au reste, Monsieur et bon ami, d'entrer dans de longs détails anatomiques, étrangers à ces lettres, et dans lesquels je suis peu versé; je vais continuer à marcher rapidement pour arriver à quelques résultats assez neufs que mes expériences m'ont mis à portée de tirer.

L'oreille proprement dite, ou cette partie de l'organe qui se montre à l'extérieur, n'est qu'une sorte d'entonnoir, destiné à recevoir l'air ambiant ébranlé par les vibrations sonores. Sa tige, appelée *conduit auditif*, se termine par une membrane assez mince qu'on nomme *tympan*. C'est au-delà de cette membrane que commence l'oreille intérieure, la seule essentielle, puisque la conque extérieure peut manquer entièrement, et le tympan même être détruit sans que l'ouïe en souffre un affaiblissement notable. Les osselets même qui se trouvent derrière ce tympan, et qu'on a nommés assez improprement *le marteau*, *l'enclume* et *l'étrier*, en leur supposant des fonctions analogues, paraissent de peu d'importance, puisqu'on a vu des personnes les avoir cariés sans cesser d'entendre, et qu'on sait que les oiseaux, dont l'ouïe est très-bonne, ne les ont pas du tout.

L'oreille intérieure se compose de la caisse du tympan, creusée dans la partie osseuse de l'os temporal, et de ce qu'on appelle le labyrinthe, placé au-delà de cette cavité, laquelle, comme le remarque très-bien Buffon, ne paraît être qu'un écho, où le son, porté par le canal auditif, vient se réfléchir. Le tympan, qu'on a regardé mal à propos comme un tambour destiné à recevoir certains ébranlemens pour les communiquer aux osselets, n'est au fond qu'une cloison, placée par la Nature à l'entrée de la cavité temporale, pour empêcher que rien d'extérieur n'en puisse altérer la structure, ni nuire à l'écho qui s'y forme; car la sensation de l'ouïe n'est qu'un écho, une réflexion sonore, comme celle de la vue n'est qu'une réflexion lumineuse. Le labyrinthe communique à la cavité temporale par une cavité membraneuse plus intérieure encore, appelée le *vestibule*. D'un côté de ce vestibule sortent trois canaux semi-circulaires, entrelacés l'un dans l'autre à la manière des cors-de-chasse; de l'autre côté est le limaçon, qu'on regarde comme la pièce principale du système auditif. C'est une espèce de conduit tournant en spirale autour d'un noyau, en forme de cône un peu écrasé. La cavité de ce conduit va toujours en diminuant, en approchant du sommet du cône, et se trouve partagée dans toute son étendue en deux moitiés appelées *rampes*, distinguées en rampe externe et rampe interne; par une cloison nommée *lame spirale*, dont une portion est osseuse, et l'autre membraneuse.

Maintenant souvenons-nous que les ébranlemens ou vibrations communiqués à l'air par la collision des corps ou par leur résonnance, se propagent dans ce fluide du centre à la circonférence, selon toute l'étendue d'une sphère creuse dont ces corps occupent le centre, à peu près pour donner une image sensible, comme nous voyons des cailloux, tombant dans l'eau, y former des cercles qui s'étendent avec plus ou moins de force et de vitesse, suivant la pesanteur spécifique de ces corps. Le mouvement imprimé à l'air s'y développe avec une étonnante rapidité, et cesse de s'y faire sentir de même. Tout bruit, tout son naît et meurt presque au même instant. Par exemple, qu'une personne étant dans un lieu ouvert, fasse entendre sa voix, soudain l'air ambiant s'émeut autour d'elle; le son y retentit, et, s'y propageant du centre à la circonférence, ébranle de proche en proche, en moins d'une seconde de temps, une sphère creuse de plus de mille pieds de rayon : aux extrémités de cette sphère, et dans son intérieur, on distingue les nuances les plus délicates de la voix, dont chacune des articulations se trouve toute entière dans les plus petites parties de l'air. Cet air, ainsi ému, recueilli par la conque auriculaire, suit le canal auditif jusqu'au tympan qu'il pénètre, et vient faire écho dans la cavité temporale. Là s'exécute le premier acte de l'audition. Cet acte est plus ou moins parfait, suivant la disposition du lieu et de l'air qui le remplit. On sait, d'après les expériences de Bacon, que le son se réfléchit d'une manière inverse à celle de la lumière, c'est-à-dire que comme la lumière se réfléchit sur un miroir, et forme une image d'autant plus exacte de l'objet que le miroir est plus poli ; ainsi le son a besoin de rencontrer un endroit creux dont la cavité garde avec lui certaines porportions, pour faire écho, et renvoyer une juste répétition de lui-même. L'écho du son, ainsi que le son originel, se propage circulairement dans l'air qui le modifie. Il est plus ou moins fort, plus ou moins net, suivant l'état de ce fluide. Ses articulations deviennent faciles par l'habitude; le repos le rend paresseux. Il y a des syllabes et des lettres qu'il semble prononcer avec peine. Par exemple, l'S initiale s'y réfléchit difficilement. J'ai remarqué toutes ces choses dès le premier moment où Rodolphe a commencé d'ouïr.

Le son, réfléchi dans la cavité temporale, passe ensuite dans le vestibule du labyrinthe, et s'y divise en s'y réfléchissant de nouveau, pour s'y distribuer selon sa nature. Ici s'exécute le second acte de l'audition. Sans doute il serait difficile d'appuyer sur des preuves de fait une théorie aussi neuve, mais les esprits justes et dégagés de préjugés en sentiront facilement la force. Le bruit s'y distingue du son; et comme j'ai de fortes raisons de le penser, la voix articulée s'y distingue du son et du bruit. Le bruit passe dans l'une des rampes du limaçon, et fait résonner celles des cordes de la lame spirale osseuse qui sont à son unisson; le son s'insinue dans la rampe opposée, et fait vibrer les cordes membraneuses de cette même lame, qui sont en harmonie avec lui; tandis que la voix articulée va, de l'autre côté, mettre en mouvement, dans les conduits semi-circulaires, des touches inconnues analogues à ses articulations. Ainsi s'exécute, en des lieux différens, le troisième acte de l'audition, qui dès-lors devient une faculté complète.

Cette théorie explique comment mon jeune sourd a pu très-bien entendre les bruits sans entendre les sons, et classer les inflexions de ma voix avant toute autre résonnance. Il reste à savoir pourquoi, parmi les sons, les graves ont été les premiers saisis, et pourquoi les articulations vocales ont long-temps fluctué, et fluctuent même encore dans son oreille.

J'ai dit que les corps bruyans et sonores produisent des bruits, ou des sons, relatifs à leur contexture intime et à la fréquence de leurs vibrations : or la lame spirale qui sépare les deux rampes du limaçon, et qui tourne en vis autour de son noyau, plus large dans sa partie inférieure, va toujours en diminuant de largeur jusqu'au haut; en sorte que les fibres transversales, soit osseuses, soit membraneuses, qui la composent, de plus courtes en plus courtes, comme les cordes d'un clavecin, offrent des rapports proportionnels et harmoniques avec tous les tons, de quelque nature qu'ils soient, accessibles à notre oreille. Mais la cavité temporale, le vestibule du labyrinthe, les deux rampes du limaçon, et même les conduits semi-circulaires, sont remplis d'un air plus ou moins dense, plus ou moins dilaté, qui sympathise plus ou moins l'un avec l'autre. Si, par exemple, l'air qui sert d'écho dans la cavité temporale est plus dense que celui qui retentit dans le vestibule, ou qui règne dans les deux rampes ; alors les cordes inférieures de la lame osseuse ou membraneuse pourront bien être ébranlées, sans que les supérieures le soient jamais; car l'air, trop raréfié dans le haut du limaçon, n'aura point de rapport avec l'air plus dense, où le son aura retenti, où l'écho se sera formé. D'une autre part, si l'écho, endormi par un long repos, réfléchit mollement les articulations de la voix, cette réflexion indécise errera sans se fixer dans les conduits semi-circulaires, ou se fixera à contre-sens. Enfin, comme il existe deux oreilles, si les cordes de la lame membraneuse de l'une ne sont pas exactement accordées sur celles de l'autre, l'individu

ouïra toujours mal, et aura ordinairement la voix
fausse ; à moins que, par l'effet d'un travail opiniâtre
sur lui-même, il ne parvienne à faire, ainsi que je
l'ai fait moi-même, abstraction de l'une de ses oreilles,
pour n'entendre que de l'autre.

De plus, comme il y a dans la lame spirale des
fibres de longueurs différentes, qui peuvent être
affectées par des sons distincts ou simultanés, on peut
admettre, avec Euler, qu'il y a aussi dans l'air des
molécules analogues qui diffèrent pour le degré de
ressort ; en sorte que, lorsque deux ou plusieurs sous
mêlés à des bruits divers sont portés ensemble à
l'oreille par la même masse d'air, ils le sont par la
partie modifiée de cette masse, analogue à chacun
d'eux. Ainsi plusieurs tons différens rendus auprès
d'un clavecin, font résonner chacun la corde qui est
à leur unisson.

Voilà, Monsieur et bon ami, rapidement exposée
la théorie physique de la faculté auditive ; vous pouvez
maintenant la réunir à la théorie intellectuelle que
j'ai développée dans mes premières lettres, et vous
aurez, dans son ensemble, le système de la sensation
et de l'entendement des sons formant le sens de l'ouïe,
tel que je l'ai conçu d'après les expériences que j'ai
faites, et dont je vous ai rapporté une partie.

Je vous réitère, etc.

LETTRE IX.

Paris, 25 avril 1811.

Il est presque impossible que vous ayez lu avec quelque attention ma dernière lettre, sans en avoir tiré une conséquence irrésistible touchant la cause générale de la surdité. Pourquoi vous laisserai-je plus long-temps dans l'incertitude à ce sujet? En supposant même que vous y soyez encore, malgré tout ce que j'ai dit, votre perspicacité n'en trouverait pas moins la vérité, et mon amitié perdrait l'avantage si doux de vous l'avoir montrée. D'ailleurs, si ces lettres doivent être rendues publiques, je ne veux point taire une chose que je puis dire, et qui peut devenir utile à l'humanité souffrante. Peut-être des hommes studieux, d'une tête forte et d'un cœur pur, connaissant la cause de la maladie, seront-ils assez heureux pour en trouver le remède. Je désire ardemment que cela soit, je vous assure; et je ne négligerai rien, dans mes autres ouvrages, pour les mettre sur la voie d'une chose qu'ils peuvent connaître, mais qui doit rester cachée au vulgaire, et surtout aux méchans, à cause du mauvais usage qu'ils en pourraient faire.

Oui, Monsieur et bon ami, la cause générale de la surdité, tant originelle qu'accidentelle, réside dans l'air qui occupe tant la cavité temporale, appelée improprement *caisse du tambour*, que le vestibule du

5 *

labyrinthe, et les autres canaux qui composent l'oreille
intérieure. Cet air, trop dilaté dans la première cavité
où se forme l'écho, y rend la réflexion sonore difficile,
et constitue ce qu'on appelle la *dureté d'oreille ;* trop
dense ou comprimé irrégulièrement dans le labyrinthe,
il y fait naître des tintemens importuns et des bruits
insupportables ; raréfié à l'excès dans le haut du limaçon
ou dans les canaux semi-circulaires, il y efface les sons
aigus et les nuances délicates de la voix ; enfin, tout-à-
fait disparu ou manquant dans ces parties essentielles du
système auditif, il y cause la surdité complète, car
jamais aucune espèce de son ni de bruit ne saurait se
propager dans le vide.*

En réfléchissant sur la simplicité de ce que je viens
de dire, et sur les connaissances nombreuses que les
physiciens semblent avoir acquises précisément dans
ces mêmes propriétés de l'air, d'où je fais découler la
cause de la diversité d'audition et de la surdité, vous
serez étonné sans doute qu'ils ne les aient pas décou-
vertes, et que les indiquant aux médecins, ceux-ci
n'aient pas cherché les moyens de les combattre : mais
il ne suffit pas, mon bon ami, des connaissances pure-
ment physiques, pour arriver à de tels résultats ; de
même que la faculté auditive, si parfaite qu'elle soit,
ne constitue pas seule le sens de l'ouïe, et qu'il y faut
joindre, comme je vous l'ai dit, les facultés intellectuelles, pour transformer la sensation en sentiment, et

---

* On sent, d'après cette théorie, qu'on pourrait peut-être parvenir
à faire certains instrumens acoustiques, dans l'intérieur desquels l'air
plus ou moins comprimé faciliterait l'audition. Ces instrumens
seraient pour les oreilles ce que les télescopes sont pour les yeux.

réunir l'entendement à l'audition : ainsi il faut, de
toute nécessité, que l'intelligence spéculative ellabore la
connaissance expérimentale pour constituer la science.
Le fruit qu'elles font naître est plus tardif qu'on ne
croit. Il paraît se développer sans peine, parce que le
travail qui le procure est caché aux yeux du vulgaire.
C'est le voyage de Colomb, dont le moindre matelot
croyait ensuite posséder la carte.

En général, les physiciens empiriques méprisent la
philosophie spéculative ; et les médecins, entraînés par
le dogmatisme scolastique, reçoivent peu de lumières
étrangères. Ils penchent presque tous vers le matéria-
lisme absolu, et croient la science renfermée dans les
connaissances positives. Depuis que Cabanis leur a dit
qu'il n'y avait rien d'intellectuel dans l'Homme, et que
l'âme était une faculté du corps, ils l'ont cru sur parole,
et se sont bornés à des études physiologiques. Ils ne
voient partout que fibres et que sang, que muscles et
qu'humeurs, que matière, en un mot. L'esprit, l'âme,
le moral, sont des choses auxquelles ils ne daignent pas
faire la moindre attention. Plusieurs même rient de pitié
quand on leur en parle. Naguère, ils purgeaient et
saignaient largement, comme notre théâtre le leur
reproche encore; aujourd'hui ils paraissent revenus de
cet excès, mais pour tomber dans un autre : ils couvrent
de plaies leurs malades, et croient obvier à tous les maux
en ordonnant des vésicatoires.

Je leur demande pardon d'arrêter un moment leurs
yeux sur cet objet, et de parler de médecine sans être
médecin; mais je suis homme, et c'est à ce titre que
j'ai droit de leur parler peut-être. Les vésicatoires, que

l'on n'appliquait autrefois qu'à la dernière extrémité, ont les mêmes inconvéniens que les saignées, lorsqu'on les emploie hors de propos et sans un besoin déterminé. C'est un instrument aveugle, une sorte de vampire médical, qui tire sans choix la substance du corps, donne aux humeurs un mouvement contre nature, et enlève au malade une force dont il a ordinairement besoin. D'ailleurs, la gangrène est souvent la suite de leur usage intempestif. Il n'y a pas long-temps que j'ai été témoin d'un événement dont mon cœur porte encore la blessure. Une jeune fille de neuf à dix ans, l'espoir de sa famille, fut atteinte d'une fièvre comateuse accompagnée de quelques symptômes de putridité. Le médecin appelé ordonne un vésicatoire; le mal résiste: il en ordonne un second, un troisième; il fait appliquer un sinapisme bouillant aux pieds; ce sinapisme se répand sur les jambes, et les écorche sans que la malade sorte de son assoupissement; il fait mettre un autre sinapisme: rien ne fait; on tond la tête de la jeune fille par ses ordres, on apporte une calotte épispastique; j'ose alors lui observer que c'est beaucoup: il me dit que c'est la marche approuvée par la Faculté. Cependant le père appelle un second, un troisième médecin: on se consulte, on se ravise; mais trop tard. La fièvre cède toute seule, comme elle aurait cédé sans tout cet appareil; les symptômes putrides disparaissent, et la malade meurt après des douleurs effroyables et dévorée par la gangrène.

J'ai voulu, mon ami, éveiller votre attention sur le danger des vésicatoires, parce que je sais que, depuis la guérison de Rodolphe, plusieurs médecins, s'imaginant

que c'était en débarrassant son oreille de l'humeur qui
la remplissait, que je l'ai guéri, ont enveloppé la tête
et le cou de plusieurs sourds-nés d'emplâtres épispas-
tiques. Ces moyens peuvent peut-être, quoique difficilement, avoir du succès dans une surdité accidentelle et
commençante, parce qu'il est possible qu'un épenche-
ment d'humeurs obstrue les canaux auditifs; mais il
faut bien mal connaître la Nature, pour croire qu'une
humeur quelconque puisse causer une surdité originelle
et complète, puisqu'un casque de fer, un mur ne la
causerait pas. Si l'humeur épenchée peut être une des
causes accessoires de la surdité absolue, c'est lorsque,
après avoir décomposé l'air indispensable à la propa-
gation des sons, l'avoir absorbé, ou transformé en
différens gaz, elle se change elle-même en une sorte
de colle qui finit par se dessécher, et tapisse les
parois intérieures des cavités dont elle bouche les
issues. Parvenue à cet état de racornissement, elle
est inaccessible à l'action des vésicatoires. Tandis qu'elle
est encore liquide, elle ne saurait causer qu'une surdité particlle. La véritable surdité de naissance, celle
qui entraîne avec elle le mutisme, est toujours la
suite du vide absolu des canaux auditifs, soit que ce
vide provienne d'un défaut naturel, ou qu'il soit la
suite d'un absorbement de l'air, opéré par une cha-
leur locale, ou par une humeur corrosive qui s'est
racornie après l'avoir corrompu.

Voilà, Monsieur et bon ami, les détails que je
vous ai promis. Puissent-ils avoir satisfait votre esprit
autant que je suis certain d'avoir intéressé votre amitié!
J'ai dit tout ce que j'ai cru pouvoir dire. Plus tard,

et dans des ouvrages plus appropriés, je donnerai
aux hommes studieux les moyens de parvenir à trouver
le remède du mal dont je viens d'exposer la cause.
En attendant, souffrez que je rapporte ici ce que
disait, il y a près de mille ans, un lettré de la
Chine écrivant sur la médecine. « Oui, disait-il, la
« botanique, la chimie, l'anatomie, et la médecine,
« ont franchi de nos jours toutes les barrières où
« les siècles précédens les avaient vu arrêtées; le
« génie et l'étude les ont conduites dans le sanc-
« tuaire de la Nature; le flambeau de l'expérience
« leur en a montré les mystères; le voile qui leur
« cachait ses ressorts les plus déliés est tombé; enfin
« ces sciences en sont venues à changer les poisons
« mêmes en remèdes. Mais meurt-on moins ou plus
« tard dans la capitale et dans les grandes villes
« où elles déploient toutes leur ressources, que dans
« la campagne......? O hommes aveugles!......
« ignorez-vous que ces sciences, et la médecine en
« particulier, ne sont que des moyens entre les mains
« de la Providence, utiles quand elle les emploie,
« et nuisibles quand elle ne s'en sert pas. Les dé-
« couvertes et les progrès de la médecine sont un
« vrai bien sans doute, mais dans le cas seulement
« où ils augmentent les forces de la Providence pour
« nous tirer des dangers où nous pourrions nous
« précipiter malgré elle et malgré nous , où elle
« ne veut pas nous laisser périr......... Écoutez
« cet aphorisme des médecins de l'antiquité que les
« modernes n'entendent plus.
« Guérissez souvent en unissant l'action du remède

« avec celle du mal ; tirez du second l'efficacité du
« premier ; secondez sa malignité pour l'épuiser,
« divisez-la pour l'affaiblir ; brusquez-la pour la
« dompter.

« Savez-vous le grand principe, le grand but vers
« lequel vous devez tendre? Le voici : dégagez la
« plénitude, et remplissez le vide. »

Adieu, Monsieur et bon ami, je vous réitère les
assurances de mon amitié.

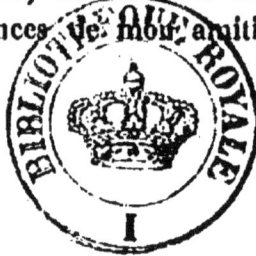

FABRE D'OLIVET.

www.ingramcontent.com/pod-product-compliance
Lightning Source LLC
Chambersburg PA
CBHW071253200326
41521CB00009B/1748